教育部高等学校生物医学工程类专业教学指导委员会"十四五"规划教材
康复科学与技术系列教材

虚拟现实康复原理与应用设计

主　编：侯文生　李增勇

副主编：丁伟利　刘笑宇　陈　琳　宫殿坤　吴小鹰

参　编：王　星　周　丽　许　蓉　肖博文

电子工业出版社

Publishing House of Electronics Industry

北京·BEIJING

内 容 简 介

本书围绕虚拟现实康复工程新技术，介绍了虚拟现实基本概念及其关键技术原理；结合康复医学基本理论，介绍了虚拟现实的视觉、力触觉和多感觉反馈刺激的生理效应，以及虚拟现实康复系统的功能组成；重点介绍了虚拟现实康复人机交互技术工程原理及康复工程实现方法，以及虚拟现实运动康复系统应用设计和虚拟现实认知与神经心理康复应用设计；最后介绍了基于虚拟现实技术的康复评定应用。

本书可作为生物医学工程、智能医学工程等专业本科生的教材，也可供相关专业技术人员参考。

图书在版编目（CIP）数据

虚拟现实康复原理与应用设计 / 侯文生，李增勇主编. —北京：电子工业出版社，2023.4
ISBN 978-7-121-45380-9

Ⅰ. ①虚…　Ⅱ. ①侯…　②李…　Ⅲ. ①虚拟现实－应用－康复医学　Ⅳ. ①R49

中国国家版本馆 CIP 数据核字（2023）第 061550 号

责任编辑：张小乐　　特约编辑：刘闻雨
印　　刷：天津千鹤文化传播有限公司
装　　订：天津千鹤文化传播有限公司
出版发行：电子工业出版社
　　　　　北京市海淀区万寿路 173 信箱　邮编　100036
开　　本：787×1 092　1/16　印张：10　字数：256 千字
版　　次：2023 年 4 月第 1 版
印　　次：2023 年 4 月第 1 次印刷
定　　价：45.00 元

凡所购买电子工业出版社图书有缺损问题，请向购买书店调换。若书店售缺，请与本社发行部联系，联系及邮购电话：（010）88254888，88258888。
质量投诉请发邮件至 zlts@phei.com.cn，盗版侵权举报请发邮件至 dbqq@phei.com.cn。
本书咨询联系方式：（010）88254462，zhxl@phei.com.cn。

康复科学与技术系列教材

顾　　问

戴尅戎　励建安　卢秉恒　万遂人　张济川　金德闻　吴祈耀
李林红　张晓玉　詹益坤　丁　丹　程欣仪　王人成　明　东
方　新　栾国明　张　明　王　健　蓝　宁

编审委员会

主任委员：王　珏
副主任委员：黄东锋　尧德中　李光林
委员（以姓氏笔画为序）：

序　一

21 世纪最令人关注的领域之一就是健康。健康水平高已经成为一个国家兴盛的标志，也是大健康产业发展的原动力。新的健康概念是指人与环境和谐统一的状态，即《黄帝内经》所说的"天人合一"。人与环境的不和谐就是功能障碍（失能），即非健康状态。失能是我们每个人或迟或早、或长或短都要经历的生存状态。影响健康的因素不仅有疾病、外伤、先天畸形、心理等病理因素，也包括衰老、妊娠/分娩、发育问题等生理因素，此外还受外因和内因的影响。外因主要包括医疗服务、硬件和环境、社会态度和习俗、政策等因素；内因主要有年龄、性别、人种、主观能动性等。健康的维度包括运动（行动）能力、生活自理能力、言语/吞咽能力、大小便处理能力、清洁自身能力、社会交往能力、工作能力、学习能力等。康复针对所有的失能及其关联因素，促使失能者功能改善和提升至最高可能的水平。康复与每个人都息息相关。

康复的路径包括功能改善（康复训练和治疗）、代偿（矫形器和辅助器具）、替代（假肢、轮椅、电动车等）和环境改造（无障碍设施、政策、习俗和态度等）。康复工程技术是所有康复路径的重要基础之一。随着 21 世纪的科技进步，许多新康复技术不断涌现，如神经调控技术、虚拟情景技术、康复机器人技术等。这些新技术丰富了康复医疗的内涵，逐步凸显其特殊的临床价值。

信息与 5G 提供的高速信息通路结合，可以克服过去远程医疗装置可视可说不可动和信息时延长的弊端，使得远程功能评估、诊断（体检、超声等）、注射治疗（封闭、神经阻滞、穴位注射等）、手法（推拿、按摩、针灸等）、理疗、康复训练和指导等康复医疗可以有效进行。

以可穿戴式生理信息和设备信息采集、5G 传输、云平台、大数据和人工智能分析为特征的智慧康复机器人，可以实现医院—家庭/个人的无缝连接，促使居家康复和机构康复有机地整合，实现康复功能评定—方案制定—任务分配—疗效评定—方案再调整的自动反馈闭环。

21 世纪是以健康与生命科学为中心的时代。健康是科技革命和社会发展最强大的推动力之一。康复工程技术作为人类大健康产业最重要的技术之一，无疑将为医学（包括预防医学、临床医学和康复医学）提供创新性的手段和路径，使过去不可见的成为可见，不可能的成为可能。也将为医学体制改革、医学模式的更新和人类健康寿命的延长提供强劲的动力。

康复科学与技术系列教材是康复工程方向的基础教材，对推动康复工程专业技术人员的教育起着不可低估的作用，对康复医学和临床医学领域的专业技术人员也有重要的参考价值。

美国国家医学院国际院士

南京医科大学第一附属医院康复医学中心主任

序　二

康复科学与技术是一个年轻而又充满生机的新兴学科。它以人为本，从系统工程的角度，探讨促使功能障碍者身心全面康复、回归社会的路径，以及所需要的知识。康复科学与技术又是一个跨学科的综合研究领域。它涉及康复辅具的设计、制造和适配服务，因而也涉及工程、材料、环境、心理和社会等多个方面的理论、技术和方法。"康复科学与技术"系列教材也是应此需求而设计的。它参考康复领域一流大学"康复科学与技术"专业的课程体系设置，结合当今国际康复领域科技发展状况和国情，吸取了近 20 年国内高等院校在开展康复工程专业教学过程中的经验和领悟，精选出了一系列教材。

编写"康复科学与技术"系列教材是一项艰苦而细致的工作。它需要传播国际康复科学与技术领域的新理念、新技术和新方法，又需要凝练出国内康复科学与技术发展的体系，以及领域内科研和教学中的精髓、知识点和经验。该系列教材由我国康复工程领域著名学者领衔，在全国范围内遴选了主编、副主编和编委会成员。我相信，通过康复领域专家们的协同努力，一定会为以康复工程为主导的专业体系编写出高质量、系统性的教材。它不仅为高等院校生物医学工程专业、康复科学与技术专业、康复医学工程专业和精密仪器专业的本科生、研究生提供教材和教学参考书，也可作为医科大学康复医学与理疗学专业的教师、研究生及临床科研人员、理疗师、作业治疗师的教学或临床研究参考书；此外，还可作为广大从事康复工程和辅助技术设计等专业技术人员的参考工具书。

我期望有志于在康复科学与技术领域有所作为的同志，通过阅读该系列教材，吸收精华，促进我国以康复工程师与康复医生密切合作为基础的康复服务业的发展，促进康复科学与技术多学科交叉知识、技能的传播和实践。同时，充分思考康复工程，乃至康复科学与技术领域未来的发展方向，共同推进我国康复事业的进步。

中国工程院院士
西安交通大学

序 三

康复科学与技术是生物医学工程领域的重要组成部分。"康复"概念的提出比"生物医学工程"概念的提出还要早。康复科学与技术是系统地应用工程学的方法去设计、开发、调整、测试、评估和应用技术方案，解决失能或残疾人所面临的问题，帮助这些人最大限度地开发潜能，尽可能地恢复其独立生活、学习、工作、回归社会、参与社会的能力。康复科学与技术需要康复医学基础、机电一体化、生物力学、人体工程学、运动学、神经科学、心理学、仿生学、计算机科学与技术、大数据、人工智能、传感技术等相关领域的知识，需要康复医学与工程技术相结合的基本技能，需要在临床康复科学与技术领域从事现代康复器械、康复辅具、功能训练器等的设计和临床应用与管理的专门人才。为此，教育部高等学校生物医学工程类专业教学指导委员会（以下简称"教指委"）与电子工业出版社经过深入调研，精心设计，成立了"教育部生物医学工程类专业教学指导委员会规划教材"编审委员会，启动了规划教材建设项目。项目汇集了一批兼具丰富教学和科研经验的专家学者，经深入研讨，规划出版符合《生物医学工程类专业教学质量国家标准》的系列教材。其中，"康复科学与技术"系列教材较全面地覆盖了康复科学与技术的各个方面。这套系列教材的出版，将满足康复科学与技术专业人才培养的迫切需要，推动我国康复事业的发展。

"教指委"和规划教材编审委员会感谢各位专家给予的支持和帮助！感谢所有参与编审的学者！希望这套系列教材能让学生热爱康复科学与技术，并扎根于此，做出贡献。

希望读者能对这套教材的不足之处提出宝贵意见和建议，以便再版时更正。

万遂人

教育部生物医学工程类专业教学指导委员会规划教材编审委员会主任委员
东南大学

前　　言

虚拟现实技术融合了计算机、传感器、图形显示、力触觉反馈与执行器、自动控制等多种技术，已在生理解剖知识学习、外科手术模拟训练、放疗计划、医疗急救培训等医学领域得到广泛应用，近年来又作为一种新的康复工程技术受到高度重视。目前，研究人员在虚拟现实康复技术方法研究、虚拟现实康复系统研发及其康复医学应用等方面正不断取得新进展。

虚拟现实康复的主要特点是利用计算机及其图形显示技术为康复对象（患者）提供直观、逼真的视觉反馈，同时结合声音场景渲染、力触觉反馈等方式进一步增进康复对象的沉浸感和想象性，不仅让其有更强的参与感，而且多感觉反馈刺激所诱发的生理效应能有效促进其生理、心理康复。交互性是虚拟现实康复的重要特征，传感器、图形显示、力触觉反馈等执行器的技术进步使康复训练中的人机交互更加高效。通过虚拟场景渲染、感觉反馈模式设计，可以为康复对象提供与其康复过程、功能状态直接相关的作用方式，这也使得适应康复对象需要的个性化虚拟现实康复成为可能。另外，虚拟现实技术提供的沉浸式场景和平台不仅可以让康复对象有更好的"身临其境"的体验，还将通过人机交互实现用户与虚拟现实系统的融合，在康复训练中形成一种"人在回路"的人机融合新体验。

虚拟现实技术的康复应用正在不断发展，新技术研究和临床康复应用探索同步进行，基于虚拟现实的运动神经康复、认知与神经心理康复已经有相对成熟的技术方法，并在干预治疗、康复评定等方面应用于临床康复实践。人机交互是虚拟现实康复的核心技术环节，新的传感检测、信号/图形特征信息分析、行为模式识别与用户意图识别等技术在虚拟现实康复中得到广泛应用，可穿戴式传感器、体感检测、眼动识别、语音识别等技术使人机交互更直接、更自然。互联网、物联网技术也为虚拟现实康复提供了新思路，远程虚拟现实康复平台技术及其应用也受到广泛的关注。为此，本书共安排7章，各章的主要内容如下。

第1章介绍虚拟现实的基本概念，虚拟现实的医疗健康应用模态，以及虚拟现实技术的医疗康复应用进展。

第2章介绍虚拟现实的基本特征，虚拟现实核心技术原理，以及虚拟现实系统的设计开发流程。

第3章介绍康复的基本理论，虚拟现实康复的基本原理，虚拟现实康复的反馈及其生理效应，以及虚拟现实康复系统的组成及设计规范。

第4章介绍人机交互的传感检测基本原理，肢体关节运动信息的人机交互和神经肌肉信息检测的人机交互技术，以及虚拟现实康复系统的人机交互设计方法。

第5章介绍运动康复基础知识，上肢康复的虚拟现实系统参数设计方法，基于力触觉反馈的腕关节康复系统设计，下肢虚拟现实康复系统、平衡功能康复系统的设计方法，以及虚拟现实与机器人结合的运动康复系统。

第 6 章介绍虚拟现实技术用于认知与神经心理康复的技术设计方法，以及虚拟现实技术在认知与神经心理康复方面的最新应用进展。

第 7 章主要介绍康复评定的基本概念，虚拟现实技术的关节运动功能康复评定、平衡与协调功能康复评定，以及虚拟现实康复的在线评定和康复训练过程的交互控制。

虚拟现实康复应用进入快速发展阶段，互联网、人工智能、脑机接口等技术将进一步促进虚拟现实康复技术的发展并扩大其应用范围，虚拟现实技术也正从传统的"3I"演化为"4I"，即沉浸感（Immersion）、交互性（Interaction）、想象性（Imagination）、智能性（Intelligence），我们有理由相信虚拟现实康复将成为智能医学的重要组成部分。

本书是在全体参与编写人员的共同努力下完成的，其中第 1、4 章由重庆大学侯文生编写，第 2 章由燕山大学丁伟利编写，第 3 章由国家康复辅具研究中心李增勇、重庆大学侯文生、燕山大学丁伟利共同编写，第 5 章由北京航空航天大学刘笑宇、国家康复辅具研究中心李增勇共同编写，第 6 章由电子科技大学宫殿坤、重庆大学陈琳共同编写，第 7 章由重庆大学吴小鹰、侯文生共同编写。侯文生、李增勇负责对全书进行内容规划、统稿和补充完善。重庆大学王星、周丽、许蓉、肖博文参与了本书部分内容的编写。

本书是在教育部高等学校生物医学工程类专业教学指导委员会指导下完成的，同时也特别感谢东南大学万遂人教授、北京航空航天大学樊瑜波教授、重庆大学郑小林教授对本书编写提出的宝贵建议。本书的编写引用和借鉴了国内外大量教材、专著、论文的相关内容，在此向其作者表示诚挚感谢。

由于编者业务水平有限，书中难免存在缺点和不足，诚恳希望读者给予批评指正。

编　者
2023 年春 于重庆大学民主湖畔

目　　录

第 1 章　绪论

1.1　虚拟现实基本概念

虚拟现实（Virtual Reality，VR）是一种以计算机及其图形化显示为基础构建起来的多感觉融合人机交互技术，其核心是由视觉、听觉、触觉等信息整合形成的沉浸式虚拟环境（Virtual Environment，VE），用户通过人机交互平台"置身于"虚拟环境并与其中的虚拟对象实现互动。VR 为人们提供了一种新的人机交互接口方式，用户可以通过多样化的人机交互设备与丰富多彩的虚拟环境进行交互，相互影响，进而产生身临其境的感受和体验。也可以认为，在 VR 环境中，用户与虚拟场景之间形成了另一种"人在回路"（Man-In-The-Loop）的紧密联系，用户通过显示设备（如三维显示器、VR 眼镜）可以"进入"计算机生成的虚拟场景环境中，并通过自然的方式与虚拟场景之间进行交互影响互动。相比传统的人机交互方式，如鼠标、键盘、触摸屏等，VR 技术打破了传统的通过数据输入/输出设备进行简单联系的交互模式，使人与计算机之间能够以更加自然的方式（如手势、眼动、体动等）进行交互。图 1-1 为虚拟现实系统的基本组成示意图。

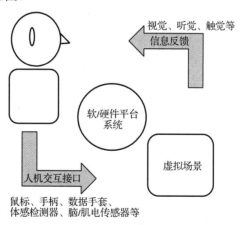

图 1-1　虚拟现实系统的基本组成示意图

随着计算机技术、人机交互技术的发展，在虚拟现实基础上又衍生出了增强现实（Augmented Reality，AR）和混合现实（Mixed Reality，MR）。

（1）增强现实是一种将真实世界与虚拟信息融合在一起的图像/图形技术。它与虚拟现实最大的不同在于，增强现实技术是把计算机产生的虚拟对象实时、准确地叠加到真实场景或对象上，而虚拟现实技术所呈现的是纯粹的虚拟场景及虚拟对象。

增强现实用户感受到的更多的是一种添加了虚拟物体的真实世界，它不仅可以展示真实世界的信息，而且将虚拟的信息同时显示，两种信息相互补充、叠加。

（2）混合现实是物理世界与数字世界的混合，它是一种技术组合，既能在虚拟场景中融入现实对象，也能将现实对象转化成虚拟化身，可以认为混合现实是数字孪生的一种重要技术模式。混合现实可以实现虚拟与现实之间的自由切换。

虚拟现实技术发展迅速，其应用范围从工业设计到娱乐游戏，从医疗到军事，从艺术设计到影视娱乐，并在不断延伸和拓展。

1.2 虚拟现实与医疗健康

将虚拟现实技术应用于医疗健康最早可追溯到 20 世纪 90 年代，最初的应用是将复杂的医学数据通过可视化技术与数字化三维生理解剖模型进行融合，特别是用于外科手术计划。目前，虚拟现实技术的医疗健康应用主要集中在以下几个方面。

（1）医学知识学习

将人体各器官的解剖结构和生理学、数学模型存储在一个数据库中，根据医学学习需要将其通过三维可视化技术进行展示，例如，需要特别显示某些细节，或者从不同视角进行观察。此外，还可以用于开展虚拟解剖知识学习和解剖手术练习。

（2）医疗急救培训

想要有效地完成医疗急救工作，医护人员需要有充分的"演练"，这可以在一个虚拟环境中完成，包括构造一个虚拟的急救室和急救设备配置，为虚拟病人设置任何部位及任何程度的伤害。在一个交互式的虚拟训练环境中，让接受训练的医护人员可能治愈这位"病人"，也可能造成更大的伤害以至发生医疗事故。另外，在操作中还可以靠时间约束来增加受训练者的心理紧张程度，或者加入一些随机性干扰因素以增加训练难度。

（3）内窥镜手术训练

通常情况下，要达到一个初级的内窥镜手术医生水平，一般要在有人指导的情况下完成近 30 个病例。传统的内窥镜手术训练可以在外科手术训练设备上实际操作，也可以使用动物模型，但都要花费更多时间和费用。目前已经开发出用于内窥镜手术训练的虚拟环境，它提供了各种虚拟手术器械和病人模型，医生可以使用最新的设备和技术对虚拟病人施行各种手术。

（4）放疗计划

为了提高放疗效率，减小对周围无关组织或器官的损伤，在治疗前，应把目标区域的轮廓细致地展示在医生眼前，并计算出不同部位最理想的照射剂量。这种放疗计划可以在虚拟环境中实现，也就是先在虚拟病人身上模拟，根据具体情况不断改进计划，优化调整剂量，模拟射线对生物组织的作用效果，直至做到既有效杀死癌细胞，又使周围组织或器官损伤最小。

（5）外科手术模拟

复杂的外科手术需要预先设计并评估手术效果，许多手术部位周围都有神经等重要组织，利用虚拟现实技术可以在术前通过在虚拟病人身上模拟手术过程来模拟完成手术操作，以优化手术路径。

虚拟现实技术在上述应用中的主要对象是医护人员，目的是使其通过在虚拟医疗场景中学习并掌握医疗知识、积累医疗过程处置经验以提高效率。近年来，虚拟现实技术也正在成为一种医疗干预新方法，患者自身通过与虚拟场景中的对象进行交互来调节和改善其生理功能或行为模式，虚拟现实技术对生理、神经心理疾病的干预疗效也正不断得到证实，神经心理康复是目前虚拟现实技术的重要应用领域之一。

运动康复与运动学习紧密相关，运动康复侧重于在相关环境中的高强度功能性运动、多次重复和适宜反馈，以及患者自身动力。其中，重复有助于促进患者的运动学习和皮层可塑性，而患者运动表现的反馈能更好地促进其学习。虚拟现实在康复领域的成功应用主要归结于以下几个因素。

（1）个性化的特定任务训练

特定任务的实践是运动学习的基础，模拟真实世界的虚拟场景及其特定康复任务设计可实现有选择性的康复训练。虚拟场景既可以结合患者自身的功能障碍特点和康复需要设计特定的康复任务，还可以构造患者熟悉或喜爱的场景。

（2）激励

虚拟现实可以提供"几乎真实"的安全且有激励作用的康复训练任务，虚拟环境可以为患者提供更大的成就感（即使患者在真实世界无法实现）。同时，患者与虚拟场景的互动游戏能让康复过程更加有趣，而且这种康复训练激励可保持较长时间。

（3）反馈

反馈对激励患者参与康复训练非常重要。患者总是需要知晓任务是否成功完成，这可以通过多种类型的反馈信息传递给患者，既可以是简单的正确或错误，也可以是完成水平的等级量化。视觉和声音信息是主要的反馈形式，近年来，触觉信息也被引入虚拟现实系统。

1.3 虚拟现实技术的医疗康复应用进展

1. 平衡及协调训练

虚拟现实技术将电子游戏引入平衡训练系统中，增加了训练的趣味性及有效性。临床研究证实，与传统平衡训练相比，虚拟现实训练系统可以促进稳定期脑卒中患者动态平衡功能的改善。一些医疗机构应用了游戏平衡板结合液晶显示屏搭建的虚拟现实训练系统，例如已经市场化的 Wii 平衡板，通过无线通信接口与显示屏连接，患者可以站立在平衡板上，按照屏幕提示、引导开展平衡训练。另一种系统可以进行静态平衡和动态平衡的评定与训练，包括关节位置感觉的评定与训练、大脑中枢体感感觉的评定与训练、关节负重本体感觉的评定与训练。此外，该训练系统与游戏互动相结合，让患者在游戏互动中提高平衡及协调能力。

2．行走及步态训练

临床随机对照试验证实，将虚拟现实技术应用到传统行走及步态训练中，可以取得很好的训练效果。将一种减重跑步机应用于患者的行走及步态训练中，可以改善步速及行走时间，通过训练，患者的运动能力及生活质量都得到了改善；进一步将虚拟现实技术与减重跑步机相结合，当患者在减重跑步机上行走时，摄像机实时采集图像并传输到计算机中进行模拟并投射到屏幕上，患者可以看到自己的步态及行走状态（见图1-2），可极大地改善患者行走及步态训练的效果。另外，在行走及步态训练中，虚拟现实训练系统可以模拟障碍物及干扰物，增加训练难度，提高患者的注意力及感知力等认知能力。

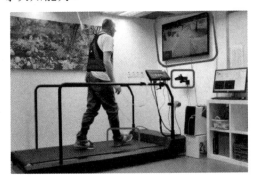

图1-2　减重跑步机与虚拟场景结合的康复应用示例

3．认知训练

基于虚拟现实技术的认知训练主要应用于脑卒中及颅脑损伤患者。临床研究证实，虚拟现实训练系统可以帮助患者提升记忆力、执行力及注意力。研究人员利用虚拟现实技术搭建虚拟场景，包括公园、迷宫、超市、厨房等，帮助有认知功能障碍的患者改善认知功能。例如，在一项治疗有空间认知和记忆缺陷的认知功能障碍患者的临床研究中，研究人员利用虚拟现实技术搭建虚拟公园和迷宫，训练患者根据地标（房子、花园、汽车、树木、湖水等）寻找宝藏，加强患者以自我和非自我为中心的记忆能力。

4．康复心理治疗

康复心理治疗是在良好的治疗关系基础上，由经过专业训练的治疗者运用心理治疗的有关理论和技术，对患者进行帮助的过程。其目的是消除或缓解患者的心理问题或障碍，促进其人格向健康、协调的方向发展。虚拟现实整合了即时计算机图形学、身体感觉传感、视觉成像技术，给患者提供近似真实的、可以沉浸和交互的虚拟环境。虚拟现实暴露疗法对特定恐怖症（如蜘蛛恐惧症、恐高症、飞行恐惧症等）和其他焦虑障碍（社交焦虑障碍、考试焦虑障碍等）有较好的疗效，在治疗创伤后应激障碍（PTSD）方面也取得了很好的成绩。

近年来，随着人机交互技术的快速发展，用户与虚拟场景的交互信息已经从传统的运动行为模式扩展到了人脑活动及其神经信息，脑机接口（BCI）也正应用于虚拟现实康复；可穿戴式虚拟现实头盔显示系统及裸视 3D 显示（俗称裸眼 3D）等技术，使得虚拟现实康复场景更加多元化；移动互联网、物联网技术与虚拟现实技术结合，使得远程家庭康复技术也正不断被推广；深度学习、人工智能技术的迅猛发展，使得虚拟现实系统更加"聪明"，它能感知用户的生理、心理状态并自适应调节虚拟场景和康复参数；机器人技术催生了虚实结合的新型康复系统。虚拟现实技术正从原有的技术工具"进化"为具有医疗辅助决策功能的人工智能系统。

思考与练习

1．请结合图 1-1 说明虚拟现实系统内外信息、数据传递的重要性。

2．请说明医生操作使用的虚拟现实系统（如外科手术模拟）和患者操作使用的虚拟现实系统（如平衡及协调训练）之间的异同。

第2章　虚拟现实技术基础

内容提要

虚拟现实是随着计算机技术、三维显示和人机交互技术的快速发展而出现的一种新技术，在复杂过程模拟、娱乐游戏、教育、医疗等方面都得到了广泛应用。本章将简要介绍虚拟现实的基本特征及其核心技术，以及虚拟现实系统的设计开发流程，通过建立虚拟现实的基本概念，为后续章节学习做好铺垫。

2.1　虚拟现实的基本特征

虚拟现实技术的基本特征是其"3I"特性，即沉浸感（Immersion）、交互性（Interaction）和想象性（Imagination）。随着时代和技术的发展，越来越多的虚拟现实系统被赋予智能性（Intelligence）特性，并逐渐成为虚拟现实技术的一部分，使虚拟现实技术具有"4I"特性（见图2-1）。

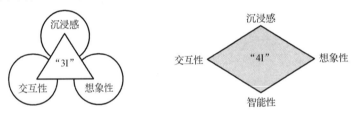

图2-1　虚拟现实技术的"3I"特性和新近提出的"4I"特性

沉浸感指的是用户在虚拟环境中产生"身临其境"的逼真感受。沉浸感能够让用户在虚拟场景下感到愉悦和满足，它包括感官体验和认知体验两个方面。沉浸感的产生既依赖于虚拟内容的真实性，又依赖于外围设备所带来的视觉、听觉、触觉等的全方位感受。沉浸感是虚拟现实技术在具体应用领域发挥作用的基础。

交互性指的是用户通过外部设备获取虚拟场景中的反馈数据，同时对场景中的虚拟对象进行操控和交互，从而完成特定任务。交互性能够让人和虚拟场景进行互动，其实现的关键在于交互设备的实时性、操控性和自然感知能力。虚拟现实系统交互性的好坏直接影响用户的体验和感知。

想象性一方面是指设计者在虚拟场景开发过程中可以突破真实环境的束缚，构建存在于想象中的虚拟场景和对象；另一方面是指虚拟现实中的环境可使用户沉浸其中并激发新的联想和创造性思维，提高用户对事物的感性和理性认识。想象性的存在使得虚拟现实技术能够突破时间和空间的束缚，带给用户全新的认知体验。

智能性是指虚拟现实技术与人工智能技术相结合，具有学习能力、推理能力、识别能力和决策能力等综合性能力。智能性赋予了虚拟现实技术更加丰富的内容和发展空间。一种观点认为：虚拟现实的智能化包括虚拟对象智能化、交互智能化、内容研发与生产智能化三个方面。上述内容使虚拟现实技术能够实现更加智能的内容制作，虚拟对象在虚拟场景中能够进行智能的路径规划、物体识别，并能够通过智能交互技术实现更加自然的人机互动和万物互联。

随着技术的发展，在虚拟现实的基础上又衍生出了增强现实（AR）和混合现实（MR），三者共同构成了"泛虚拟现实"，如图 2-2 所示。虚拟现实、增强现实和混合现实的本质区别在于环境叠加方式的不同：虚拟现实是虚拟环境和虚拟对象的叠加，因此人所面对的是完全虚拟的场景；增强现实强调现实环境和虚拟对象的叠加，更多的是增强人对现实场景的感官体验；而混合现实既可以进行虚拟环境和现实对象的叠加，以增强虚拟场景的真实性，又可以将现实环境/对象虚拟化，与虚拟对象/环境相融合，构建虚实融合的全场景仿真系统。增强现实和混合现实技术是狭义虚拟现实技术的拓展，其实现离不开实时交互、虚实融合和虚实注册三个关键技术。

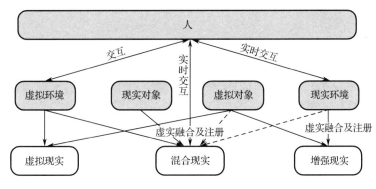

图 2-2　泛虚拟现实

（1）实时交互

实时交互技术是人与虚拟环境互动的基础，主要是指能够立刻得到反馈信息的交互技术，其实现手段包括键盘式交互、触摸式交互、命令式交互、人机自然交互（如手势、体感交互、脑电交互等）和多通道自然交互等。

（2）虚实融合

虚实融合技术是增强现实和混合现实获得环境融合感知的基础，主要通过将现实环境和虚拟环境的位置、声音、光照等融合，实现自然逼真的场景显示效果，现有的主流设备包括液晶显示器、头盔式显示器、手持式显示器和投影式显示器等。

（3）虚实注册

虚实注册是决定增强现实和混合现实系统性能好坏的关键，其主要任务是实时估计摄像头相对于真实场景的位置，确定所需要叠加的虚/实场景和对象的对应位置，并将其通过显示设备正确输出。

2.2　虚拟现实核心技术

虚拟现实系统的主要工作流程是将现实世界中或虚拟想象的事物及其变化过程加工转换成虚拟场景呈现给用户，并获取用户的交互行为，以引起虚拟场景做出反应或改变。因此，虚拟现实是在现实世界、虚拟场景、用户三者之间，通过实物虚化和虚物实化实现的（见图 2-3）。

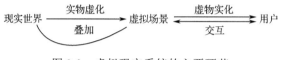

图 2-3　虚拟现实系统的主要环节

（1）实物虚化

实物虚化（Physical Object Visualization）是现实世界向虚拟空间的一种可视化映射，是将现实世界的事物转换成虚拟空间中的虚拟对象的过程，也是为用户提供逼真虚拟场景的基础。

（2）虚物实化

虚物实化（Virtual Object Materialization）是将建模好的虚拟场景呈现给用户的过程，它包括视觉、听觉甚至触觉等多感觉的综合呈现，主要涉及视觉绘制、并行绘制、声音渲染和触觉渲染等技术。

在此过程中，需要一系列技术支持，虚拟现实的关键技术可概括为环境建模、立体显示、反馈、人机交互、环境集成、沉浸感增强和碰撞检测技术。

2.2.1　环境建模技术

环境建模是将现实世界或想象中的世界转换成虚拟空间中的虚拟对象的技术，是为用户提供逼真虚拟场景的基础。

1.　几何造型建模

几何造型建模是对虚拟场景中的物体形状和外观进行建模。几何造型建模可通过人工几何建模和数字化自动建模两种方式实现。

（1）人工几何建模

人工几何建模可以通过编程方式实现，如利用 OpenGL、Java3D 等编程接口，或 VRML 等虚拟现实描述语言，它们拥有虚拟场景所需的功能强大的图形库，以编程方式轻松调用所需几何图形。同时，几何建模也可以运用交互式绘图、建模工具，如 AutoCAD、3ds Max、Maya、犀牛等软件，用户通过交互操作方式对虚拟场景对象进行几何建模操作，实现逼真度较高的虚拟环境建模。

（2）数字化自动建模

数字化自动建模常用三维扫描仪等设备，采集、获取真实世界中物体的形状和外观数据，并通过纹理贴图实现场景的真实性建模。

2．物理行为建模

物理行为建模包括物理建模和行为建模两部分，其主要作用是让虚拟场景中的物体具有与现实世界中的类似的物理特征（物理建模），并使其运动变化方式遵循客观的物理规律（行为建模）。

（1）物理建模

物理建模是对虚拟场景中物体的质量、惯性、表面纹理、硬度、变形模式（弹性或可塑性）等物体属性特征进行建模。较之几何造型建模，物理建模属于虚拟现实系统中的较高层次，不仅需要运用计算机图形学和物理学知识，还需要关注力触觉反馈的问题。物理建模常用方法包括分形技术和粒子系统两类。

（2）行为建模

上述几何造型建模和物理建模可以让虚拟对象"看起来像"，但要让它更符合真实世界的物体对象，还要让虚拟对象的运动和行为模式符合客观规律，使其"看起来真"。例如，虚拟物体离开虚拟场景的桌面要做自由落体运动；虚拟杯子倾斜后，其中的水会溢出和流动。行为建模的实现主要依靠面向对象方法、运动学、动力学计算和算法动画技术。

2.2.2　立体显示技术

立体显示技术是将建模好的虚拟场景呈现给用户的过程，它主要涉及传统二维显示、双目视差立体显示和真三维立体显示技术。

1．传统二维显示

传统二维显示主要采用二维的计算机屏幕来显示旋转的二维图像，从而产生三维的显示效果。

2．双目视差立体显示

双目视差立体显示的本质是：通过软件和电路使某一时刻的一对视差图像，左眼视图输出到液晶显示器偶数列像素上，右眼视图输出到液晶显示器奇数列像素上；然后使用如柱面光栅等手段，使观察者的左眼只能看到偶数列像素上的信息，观察者的右眼只能看到奇数列像素上的信息；最后通过大脑的综合，形成具有深度感的立体图像。典型的双目视差立体显示设备包括沉浸式系统，如偏光眼镜（用于影院）、主动快门式三维立体眼镜（用于电视）、虚拟现实头戴式显示设备（如 Oculus Rift）和增强现实头戴式显示设备（Hololens），以及裸眼三维立体显示器等。

3．真三维立体显示

真三维立体显示又可称为"体三维立体显示"，是真正能够实现动态效果的三维显示技术，它无须佩戴任何辅助工具，可以进行三维测量，可实现人机交互。现有的真三维立体显示技术可分为自动分光立体显示技术、分光立体眼镜和全息术。代表设备如 Perspecta 显示器、Felix3D 显示器和 DepthCube 系统。

2.2.3 反馈技术

1．视觉反馈

视觉反馈是人对接收的虚拟现实显示信息进行感知反应和认知回馈的过程。虚拟现实系统的视觉反馈主要通过视觉刺激和特定状态显示来实现，如在虚拟场景中高亮显示目标物体，或在界面上设定特殊按钮，通过视觉刺激引起操作者反应等。

2．声音反馈

良好的声音反馈（渲染）能提升用户的沉浸感，使用户真正体验到"声临其境"。它充分地利用了人类听觉系统的生理特性，即大脑能根据声音的强度、频率和时间线索来判断声源位置的方位角、仰角和范围。三维虚拟声音是声音渲染的主要目标，它能在虚拟场景中使用户准确判断声源的精确位置，符合人们在真实世界中的听觉方式。三维虚拟声音是在双声道立体声的基础上，把声场信号通过电路处理后进行播放而不增加声道和音箱，但可以让听者感到声音来自围绕双耳的球形空间的任何位置。

3．力触觉反馈

力触觉是除视觉和听觉之外人类感受外界环境最重要的感觉之一。它主要利用全身广泛分布的触觉感受器、本体感受器和温度感受器，通过接触来感知场景特征。在用户与虚拟场景的交互之中加入力触觉反馈，会使虚拟场景更加逼真。力触觉反馈包括接触反馈和力反馈两种方式。其中，接触反馈主要是指用户在虚拟环境中能够感知虚拟对象接触表面的几何外形、纹理、硬度、光滑度和温度等物理属性信息；力反馈主要是指在与虚拟场景进行交互的过程中，用户对虚拟场景或对象给予一定的作用（运动输出），虚拟现实系统会给出一定的力反馈（输入感知）。事实上，接触反馈只需要产生"真实摸到实物"的感觉，但力反馈要求能提供真实的力来呈现物体对象的惯性、作用力和反作用力。

2.2.4 人机交互技术

在计算机提供的虚拟空间中，人可以使用眼睛、耳朵、皮肤、肢体和语言与虚拟场景发生交互。在虚拟现实领域较为常用的交互技术有手势/动作识别、面部表情识别、眼动跟踪、语音交互和脑机接口技术等，虚拟现实系统通过不同的接口方式识别和接收上述交互信息，并调控和改变虚拟场景、对象的状态。

1．手势/动作识别技术

手势/动作识别系统的输入设备主要分为基于可穿戴式设备的识别和基于机器视觉（图像）的识别系统。其中，基于可穿戴式设备的手势/动作识别系统主要利用位置跟踪器（如数据手套）、弯曲传感器或肌电传感器（如 MYO）来捕捉手部/身体在空间运动中的轨迹、时序信息或表面肌电信号，可以实现较为复杂的手势/动作识别，并可根据这些信息对手势/动作进行分析。基于机器视觉的手势/动作识别是从视觉通道获得信号的，通常用摄像机获得手势/动作图像信息，并通过图像处理方法识别手势/动作。

2．面部表情识别技术

面部表情识别（人脸识别或人脸检测）包括人脸图像分割、主要特征（眼、鼻、口）定位及识别。人脸检测的基本思想是建立人脸模型，比较所有可能的待检测区域并与人脸模型进行匹配，从而确定可能存在的人脸区域。人脸识别又可以分成基于特征的人脸检测方法和基于图像的人脸检测方法。

3．眼动跟踪技术

眼动跟踪技术的基本工作原理是，利用图像处理技术，使用能锁定眼睛的特殊摄像机，通过摄入从人的眼角膜和瞳孔反射的红外线连续记录视线变化，从而追踪眼动信息并与虚拟场景/对象进行交互控制。

4．语音交互技术

语音交互技术通过自动识别语音来理解用户意图。一般先通过训练建立模板，在识别应用阶段将输入语音的特征矢量与模板进行匹配，以最相似的语音作为识别结果进行输出。

5．脑机接口技术

脑机接口技术的基本原理是，利用脑电设备采集头部的多通道脑电信号，并利用信号处理方法实现对人所要表达的想法的识别，进而实现对设备的操控。这一人机交互手段可以有效增强身体严重残疾的患者与外界交流或控制外部环境的能力，以提高患者的生活质量。

2.2.5　环境集成技术

系统集成技术是虚拟现实中的重中之重。它是以计算机为核心，将多种输入/输出交互设备，以及信息同步、模型标定、数据转换、识别和合成等技术协调组合在一起的软/硬件平台。在该平台上，用户可以很方便、容易地进行二次、三次新技术开发，不断增强、完善其功能。

2.2.6　沉浸感增强技术

沉浸感是指人对计算机系统创造和显示出来的虚拟环境的感觉和认识。当人们在虚拟环境中活动时，如果能够完全投入并过滤掉所有不相关的知觉，那么便进入了一种沉浸状态。沉浸感增强技术包括系统沉浸、空间沉浸、社交沉浸和剧情沉浸。创造具有强烈沉浸感的虚拟环境依赖于对各种技术的综合运用，包括图形图像技术、人机交互技术、人工智能与模式识别技术、网络传输技术、并行与协同计算技术、大规模显示技术等。

2.2.7　碰撞检测技术

在各种虚拟现实的应用中，由于用户会与虚拟环境中的对象发生交互，虚拟系统中的物体对象经常会发生碰撞，同时在碰撞的基础上，会发展出以发生碰撞为操作判定条件的操作方式。为了使虚拟环境保持真实性，即真实地表达对象的运动情况和物体发生碰撞后的形变和环境变化，系统需要及时检测到碰撞的发生并形成即时响应，由此发展出碰撞检测算法和技术。

碰撞检测通常用来检测对象甲是否与对象乙发生相互作用。在虚拟现实中，由于用户与虚拟场景的交互以及虚拟场景中物体的相互运动，物体之间经常会出现碰撞。为了保证虚拟场景的逼真度，需要检测出这些碰撞并及时产生碰撞响应，并更新场景输出。在虚拟场景中，首先要检测到有碰撞发生及其发生的位置，其次计算出发生碰撞后的反应。在虚拟场景中检测碰撞，还需要尽可能降低时延（30～50ms），因而碰撞检测也成为了虚拟现实系统与其他实时仿真系统的技术瓶颈。

按空间域划分，碰撞检测算法可以分为基于实体空间的碰撞检测算法与基于图像空间的碰撞检测算法；按时间域划分，碰撞检测算法可以分为静态碰撞检测算法、离散碰撞检测算法与连续碰撞检测算法。目前，应用较广的碰撞检测算法有几何方法、空间分解法和层次包围盒法。

（1）几何方法

几何方法主要分析单独模型的拓扑结构，跟踪、计算模型之间的最相近特征（点、边、面），典型算法主要有 Lin-Canny 算法与 Enhanced GJK 算法。

（2）空间分解法

空间分解法主要将虚拟物体所在空间划分为大小相等的单元格，然后对在相同或相邻单元格内的所有对象进行碰撞检测，典型算法有 k-d 树、八叉树、BSP 树、四面体网和规则网格等。

（3）层次包围盒法

层次包围盒法是指在虚拟物体的外围以一定规则建立包围盒，并对包围盒进行由大到小的分层划分（通常以包围盒树的形式进行组织），全局检测时利用包围盒间的相交测试快速排除不可能发生碰撞的组合，再对相交的包围盒内的物体进行更进一步的碰撞检测。层次包围盒法是碰撞检测最为常用的一种方法。

2.3 虚拟现实系统设计与开发

2.3.1 设计原则与开发流程

1. 虚拟现实系统设计目标和设计原则

（1）设计目标

虚拟现实系统的本质特征是"逼真感受"，因此虚拟现实系统的设计目标之一就是通过构建一个虚拟世界，让用户尽可能地完全沉浸其中，而沉浸感的价值在于让用户集中注意力。为达到这一目标，一方面，虚拟现实系统必须提供多感知能力，理想的虚拟现实系统能提供视觉、听觉、触觉甚至嗅觉和味觉等；另一方面，虚拟现实系统能提供方便的、丰富的、更自然的人机交互手段，既能让用户对虚拟场景中的对象进行实时操控，又能从虚拟环境中得到丰富的反馈信息。

（2）设计原则

虚拟现实系统的设计原则包括目的性、舒适性、创造性、想象性、可靠性和鲁棒性。其中，目的性是指面向用户的内容设计需要以用户为中心，深入分析其需求以确定设计的内容；舒适性是指在虚拟现实环境中呈现要避免过大、过小或高空环境可能给用户带来的不适体验；创造性是指虚拟现实场景不应只是现实环境的简单复制，而应通过渲染给用户创造更具想象力的虚拟环境；由于虚拟现实系统中仍然缺乏完整的力触觉反馈系统，因此巧妙地利用声音反馈有助于提升系统的沉浸感，这就是系统的想象性；可靠性是指虚拟现实软/硬件系统在测试应用过程中应该有能力避免可能发生的故障；鲁棒性是指对于规范要求之外的输入能够进行判断并给出合理的处理方式。

2. 虚拟现实系统通用设计开发流程

虚拟现实系统的设计一般都需要调研、分析待开发系统的各个模块的功能，同时还需要在真实场景中收集图像素材。设计开发流程如图 2-4 所示。

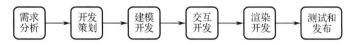

图 2-4 虚拟现实系统设计开发流程

（1）需求分析

对于每一个待开发的虚拟现实系统，都应该以用户为中心先进行需求分析。由于虚拟场景中所拥有的资源越丰富，所需要的投入也就越多，因此不可能把所有功能都实现，而是需要根据需求进行必要的取舍。通过需求分析，一般会把功能列为不同的优先等级，优先实现等级高的功能。

（2）开发策划

根据需求分析结果，分层次对开发过程进行策划，以确定其详细的功能实现方案。

（3）建模开发

根据开发策划结果进行建模开发，其中，建模是指构建场景中的基本元素，在建模过程中同时进行模型优化。一个好的虚拟现实项目不仅要运行流畅、逼真，还要保证模型规模适度。

（4）交互开发

交互开发是模型建立后的关键环节。Unity 3D 等虚拟现实开发引擎负责整个场景中的交互功能开发，是将虚拟现实场景与用户连接在一起的开发纽带，协调整个虚拟现实系统的工作和运行。

（5）渲染开发

系统不仅要运行流畅，而且需要渲染逼真的场景以增强沉浸感。基本渲染是通过插件完成的，而渲染开发所得到的效果是"看到台灯能真正感受到发光"。

（6）测试和发布

经过上述步骤的迭代开发，即可得到一个完整的虚拟现实系统，但还需要进一步对虚拟现实系统进行测试，并对未通过测试的部分进行修改、完善。在完成测试的基础上，就可以发布虚拟现实应用了。

2.3.2　虚拟现实内容制作

1．制作方式

虚拟现实内容的制作方式大致分为手工建模、静态建模和全景拍摄三种。

（1）手工建模

手工建模是指建模工程师根据虚拟现实内容开发的需要，利用三维建模软件进行建模工作。目前常用的三维建模软件有 3ds Max、CATIA、SOLIDWORKS、Pro/E、XSI、Maya、Blender、Cinema 4D、Mudbox、ZBrush 等。

（2）静态建模

静态建模是指针对静态对象（主要包括道具和角色）实现快速图像采集，并生成高精度、高还原度的通用三维模型。目前常用的静态建模方式包括三维激光扫描和拍摄建模两种。

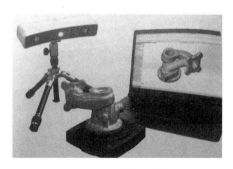

图 2-5　三维激光扫描

① 三维激光扫描：是最为精确的建模方式之一，需要三维激光扫描仪搭配计算机、电源供应系统、支架及系统配套软件，大场景的扫描建模还需要专业人员配合使用全站仪等测绘设备，如图 2-5 所示。

② 拍摄建模：是目前最方便的建模方式之

一，是通过照相机等设备对物体采集照片，经过图像处理和三维计算，从而自动生成被拍摄物体的三维模型。模型的精度取决于图像精度，图像分辨率越高，电荷耦合器件（Charge Coupled Device，CCD）幅面也越大，获取的三维效果越好。为了达到预定的图像精度，必须控制焦距和拍摄距离；在此基础上，为了保证模型的顺利生成，要确保足够的重叠率，既不可过高也不宜太低，应保证被拍摄的对象的每一个点至少在相邻两张照片中能被找到。

（3）全景拍摄

全景拍摄是指对被拍摄对象进行 720° 环绕拍摄，将所有拍摄得到的图片拼成一张全景图片，从而完成对被拍摄对象的建模任务。通过将水平 360° 和竖直 360° 的平面图像进行软件处理，得到三维立体空间的 360° 全景图像。地面拍摄器材包括手机、微控制器+微单相机（配广角镜头）、单反相机（配广角镜头）及全景相机；航拍器材为无人机；辅助器材包括三脚架/独脚架（含云台）、停机坪，以及作为显示器的手机、平板电脑等设备。

2．虚拟现实构建元素

（1）三维模型

三维模型是实际环境或想象空间中的物体在计算机中的再现，是实现虚拟现实最基本的核心部分。三维模型参与到虚拟环境的构成及人机交互中，是提供逼真虚拟世界的前提条件。

（2）纹理

为了构建生成真实的三维模型，需要在模型表面粘贴真实的纹理图像。获取纹理图像的方法包括利用贴图素材、实地拍摄采样以及从遥感影像中提取。在此基础上，对纹理图像进行处理，利用软件对图像进行复原和裁剪，消除纹理阴影的遮挡，保证图像清晰和色调均衡。利用纹理映射技术建立物体空间坐标与纹理空间坐标之间的对应关系，将二维的纹理图像准确映射到三维物体表面，从而生成真实的视觉效果。

（3）灯光

为了塑造场景的真实性，不仅要为物体添加贴图，同时还需要给场景建立灯光。三维场景中的灯光可以照亮物体、烘托气氛，同时可以增强物体的纹理效果和真实感。不同的物体和场景需要进行不同的贴图和灯光设置，灯光可弥补模型细节的不足并增强艺术氛围。

（4）渲染与烘焙

渲染是把特定的材质、建立的灯光以及背景环境的设置在虚拟场景中用创建的模型显示出来，将贴图纹理保存后再通过虚拟缓存将信息显示出来，将三维场景转换为二维图像。烘焙是将三维场景中打在物体上的灯光信息渲染成贴图，以减轻CPU 工作量并提高计算机的工作效率。

（5）音频

音频在虚拟现实中占据着非常重要的作用，一般分为两类：系统音乐和系统音效。系统音乐通常适用于时间较长的音频，如背景音乐等；系统音效则适用于时间较短的音频，如场景中交互所触发的效果声。音频的介入可提高虚拟场景的沉浸感和真实性。

2.3.3 虚拟现实的交互式设计与开发

1．开发步骤

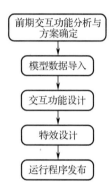

图 2-6　交互功能的基本开发过程

交互功能的基本开发过程如图 2-6 所示。

（1）前期交互功能分析与方案确定

对整个系统需要实现的交互功能进行前期分析，包括功能设计分析与特效实现设计分析两部分，并根据分析结果安排具体开发流程与分工。

（2）模型数据导入

将搭建完成的三维模型导入交互开发平台中。

（3）交互功能设计

按照前期确定的交互设计方案，以模块化设计方式在项目中编写独立功能模块，并逐个进行调试以确保交互功能的实现，以及各功能模块之间的配合衔接流畅、正确。

（4）特效设计

使用交互开发平台中已有的特效模块对画面进行整体视觉效果的调整，并根据实际需求加入雾效、粒子云层、动态喷泉水流及立体声音效等。

（5）运行程序发布

在完成交互功能设计与整体功能测试后，按照具体使用要求，发布可执行文件，并根据使用环境连接外部控制器以及虚拟现实头戴式显示器使用。

2．交互方式设计

（1）真实场地

真实场地是指造出一个与虚拟世界的墙壁、阻挡和边界完全一致的真实场地。它将虚拟世界构建于物理世界之上，让用户感受周围的环境物体并使用真实的道具，此类真实场地仅通过规划关卡和场景设计就能为用户带来更真实的体验。

（2）传感器实现交互

传感器能够帮助人们与多维的虚拟环境进行自然交互。利用智能感应环、温度传感器、光敏传感器、压力传感器、视觉传感器等通过脉冲电流使人体感官系统产生相应的感觉，包括视觉、触觉、嗅觉等，从而优化虚拟现实过程的真实感。

（3）动作捕捉

动作捕捉是在运动物体的关键部位设置跟踪器，通过对这些跟踪器的监控与记录，产生可由计算机直接处理的数据。技术上涉及尺寸测量、物理空间物体定位及方位测定等多个方面。动作捕捉是虚拟现实系统中最主要的交互方式之一。

对于局部动作的跟踪与捕捉，采用惯性测量单元可实现头部的六自由度的动作跟踪；利用眼动仪等设备可实现对眼动的跟踪和捕捉；利用手柄、数据手套等惯性测量单元可实现对手部动作的捕捉，并直接参与人机交互。对于全身动作的跟踪与捕捉，可通过佩戴在肢体上的配套惯性测量单元（如 3D Suit），利用算法实现动作捕捉及重构。基于计算机视觉的动作捕捉可由多个高速相机从不同角度对目标特征点的监视和跟踪进行动作捕捉；基于马克点的光学动作捕捉是通过一组摄像机与数据处理服务器，识别并处理身体上马克点关键部位的数据。

（4）力触觉反馈

力触觉反馈技术能通过作用力、震动等一系列动作为用户再现触感。利用力传感器可模拟力觉反馈，即人的肌腱感受器所接收的运动和受力信息，包括对位置、速度、压力、惯性力等的感知；利用肌电刺激（EMS）技术可模拟触觉反馈，即对热、压力、震动、滑动及物体表面的纹理、粗糙度等特性的感知。通过硬件与软件结合可定制需要的力触觉反馈机制，模拟人的真实触觉体验，提升用户体验，弥补在特定场景中听觉和视觉反馈的低效问题。

（5）方向追踪

方向追踪除了可用来瞄点，还可以用于控制用户在虚拟场景中的前进方向。例如，HTC Vive 的 Lighthouse 可通过虚拟场景中的设备对场地进行激光扫描，根据头戴式显示器上的光敏传感器上不同激光到达的时间，来判断显示器的位置及面向方向，并进一步根据位置和方向改变视觉反馈的图像信息。

（6）手势跟踪

手势跟踪有两种方式：一种是光学跟踪，利用如 Leap Motion 和 Nimble VR（Oculus 公司）等深度传感器，如图 2-7 所示为 Leap Motion 手势跟踪示意图；另一种是利用数据手套式的集成传感器。光学跟踪的优势在于使用门槛低且场景灵活，不存在穿戴问题，但是其视场受到限制；数据手套式的手势跟踪则没有视场的限制，并且可以进一步在设备上集成反馈机制，其缺点在于使用门槛较高，使用场景也受到限制。

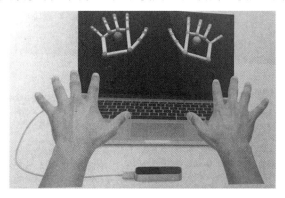

图 2-7　Leap Motion 手势跟踪示意图

（7）眼部追踪

眼部追踪可以成为虚拟现实或增强现实头盔的标准外设单元。对于注视方向的追踪可优化用户的使用体验，可通过眼部追踪数据优化 GPU 资源，使互动过程更加顺畅、自然。

（8）肌电模拟

肌电模拟是指通过对肌肉纤维进行电刺激，使肌肉纤维产生收缩并通过肌肉带动骨骼完成运动。例如，Impacto 是虚拟现实拳击设备，通过对肌肉进行电刺激促使肌肉产生收缩的"击拳"动作，并利用震动电动机模拟拳击运动的"冲击感"。目前，此项技术还无法控制精确的电刺激参数以产生设想的动作。

（9）语音交互

在虚拟现实环境中，大量的信息围绕着用户。一些必要的信息若以视觉文字的形式反馈给用户，会导致效率较低并且可能会干扰用户的沉浸式体验，因此，语音交互成为传递重要信息的有效方式。语音交互分为六个模块：语音识别模块、语言解析模块、问题求解模块、对话管理模块、语言生成模块和语音合成模块。必要的语音交互使交互过程更加自然，且没有场景限制。

3．虚拟任务模拟及场景仿真

（1）虚拟任务模拟

在虚拟任务模拟过程中，三维建模是基础。三维模型的获取方法主要有 4 种。

① 通过互联网下载模型：互联网上的三维模型资源十分丰富，因此，通过互联网下载三维模型是最简单的获取方式之一。

② 利用三维建模软件进行建模：商业化的三维设计软件目前已得到广泛应用，在虚拟现实系统开发过程中进行任务模拟，可以使用的虚拟场景建模软件主要有3ds Max、Google SketchUp、Maya、ZBrush、Rhino、CATIA、Pro/E 和 UG 等。其中，3ds Max 是当今世界上销售量最大的三维建模、动画及渲染软件之一；Google SketchUp 是极受欢迎并且易于使用的三维设计软件。3ds Max 和 Google SketchUp 均可实现虚拟场景的逼真建模。

③ 利用三维激光扫描仪等数字化自动建模工具进行建模：现有的三维激光扫描仪通过对物体表面进行扫描可以很容易地获得物体点云数据，再结合纹理映射，即可实现对场景的建模。

④ 采用基于图像的建模软件进行建模：一些软件，如 PhotoModeler、Visual SFM等，可以通过环绕拍摄物体一圈的方法获得多幅图像，进而基于多视图重建算法实现对物体的三维建模。

（2）虚拟场景仿真

虚拟现实场景的仿真、内容的开发和任务的模拟主要依靠虚拟现实开发引擎来实现，目前主流的虚拟现实开发引擎有 Unity 3D、Unreal Engine 和 Virtools，此外还有中视典的 VR-Platform 等。

2.4　虚拟现实开发引擎及其设计应用

1. 开发引擎

虚拟现实开发引擎是给虚拟现实技术提供强有力支持的一种解决方案，主要用于虚拟现实内容的交互开发。它承担着三维图形场景的建立和应用功能的二次开发，同时也是连接虚拟现实外设、建立数学模型和应用数据库的基础平台，执行整个虚拟场景的开发、运算、生成，是虚拟现实系统开发的核心部分。常见的虚拟现实开发引擎包括 Unity 3D、Unreal Engine、Virtools 等。

（1）Unity 3D

Unity 3D 是由丹麦的 Unity Technologies 公司开发的适用于三维视频游戏创建、建筑可视化、实时三维动画制作等类型互动内容的多平台综合型游戏开发工具，是一个全面整合的专业游戏引擎。

Unity 3D 作为一个具有强大功能的高度整合且可扩展的编辑器，具有以下特性：自动资源导入并支持多种格式资源导入；图形引擎使用 Direct3D、OpenGL 和自有的 API，支持 Shadow Map 动态阴影技术以及 Render-to-texture 和全屏 Post Processing 效果；Unity 3D 着色器采用 ShaderLab 语言，内置超过 60 个着色器并具有极强的可扩展性；脚本的编写环境基于 Mono 平台，支持 JavaScript、C#和 Boo 语言，三种语言均可访问底层的.NET 库。

Unity 3D 的核心模块为其带来了核心竞争力：①对象处理模块，使引擎对角色的制作和控制过程以单个对象为基础进行；②组件模块，在开发过程中提供图形用户界面组件，帮助简化图形用户界面的设计开发过程；③摄像机模块，类似电影中通过镜头将故事呈现给观众，将虚拟世界呈现给用户；④刚体模块，Unity 3D 内置的 PhysX 物理引擎以真实的自然物理法则为基础模拟现实效果，刚体组件会受到虚拟世界的重力影响，并能在其他物体运动冲量的作用下产生速度或形变；⑤粒子系统，其内置的粒子系统帮助用户轻松完成特殊效果的制作。

Unity 3D 最明显的优势是支持多应用平台发布，除了为 PC 开发应用程序，还可以为 Android 系统的智能设备、iPhone、iPad、Wii 游戏机、Xbox 游戏机等各类平台开发应用程序和游戏。除此之外，代码驱动的开发模式帮助开发者轻易地为一个物体添加不同的功能以实现不同的效果，可极大地提高开发效率。

（2）Unreal Engine

Unreal Engine（虚幻引擎）由 Epic Games 公司开发，该公司为适应游戏编程的特殊性，开发了 Unreal Script 编程语言。该引擎的源代码可从 GitHub 开源社区下载，这意味着开发者可以对物理引擎、渲染和图形用户界面进行修改。Unreal Engine 拥有出色的文档和视频教程，在图形能力方面，涉及地形、粒子、后期、处理效果、光影和着色器都非常出色。

（3）Virtools

Virtools 是由法国达索集团开发的一套虚拟现实制作整合软件，可轻松地将三维模型、二维图形或音效等常用的文件格式整合在一起，创建出不同用途的虚拟现实作品。Virtools 是一套具备丰富的互动行为模块的实时三维环境虚拟实境编辑软件，可以让没有程序基础的美术人员利用内置的行为模块快速制作出不同用途的三维产品，如网际网络、计算机游戏、建筑设计、教育训练等。

2．虚拟现实内容开发实例

（1）虚拟现实系统描述

本实例通过 Unity 3D 和 Leap Motion 的结合，实现用手势来控制虚拟场景中的物体，从而实现常见的手部动作操作识别，如旋转、抓取、移动等。其中，虚拟场景中的模型是常见的电脑桌和扳手，通过 Leap Motion 控制器，主要实现用双手控制电脑桌的移动、旋转等，同时可以实现使用右手抓取虚拟场景中的扳手来拆卸桌子上的螺钉的操作。

系统的硬件环境主要由一台 PC 主机和一台 Leap Motion 控制器组成；软件环境主要由 Unity 3D、3ds Max 及 Leap Motion SDK 组成，通过 3ds Max 建立电脑桌、扳手的模型，将建造好的三维模型（FBX 格式的模型）添加到 Unity 3D 的场景中，同时将 Leap Motion 自带的开发包加入 Unity 3D 中，将 Leap Motion 作为输入设备，实现用双手控制虚拟电脑桌和扳手的操作。

（2）基础框架

通过 Leap Motion 获取手的动作信息，用手来实现对虚拟场景中物体的控制，虚拟场景可通过 Unity 3D 来制作，用户在 Leap Motion 控制器的视野范围内进行手的动作，通过 Leap Motion 获取手势数据，采用跟踪前检测技术来跟踪手的移动，获取手的移动数据信息及想要表达的含义，最后通过计算机来完成手部动作识别。具体过程如图 2-8 所示。

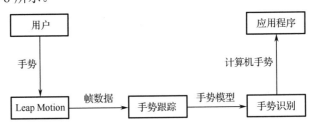

图 2-8　手势控制过程

在 Unity 3D 的虚拟场景中，利用手势来控制扳手并拆卸电脑桌，当 Leap Motion 在检测视野内检测到一个物体时，会为检测到的物体分配一个标识符，摄像头持续跟踪，此标识符在视野内不变，通过 Leap Motion 采集到的帧数据，根据前后两帧的数据差，可以方便地计算出帧运动的信息。

（3）具体实现

首先在 Unity 3D 中新建一个工程，导入 Leap Motion SDK，然后创建手，找到 Leap Motion 文件下的 Prefabs 文件夹，将 LeapHandController 拖到 Unity 中的 Scene 窗口中，再将 Prefabs 文件夹下的 HandModelsNoHuman 文件夹中的 CapsuleHand_L 和 CapsuleHand_R 都拖入 Scene 窗口中，其中 CapsuleHand_L 和 CapsuleHand_R 是不带物理属性的，将 HandModelsNoHuman 文件下的 HandModelsPhysical 文件夹中的 RigidRoundHand_L 和 RigidRoundHand_R 也拖入 Scene 窗口中；方便起见，在 Scene 窗口中创建一个物体来管理刚刚创建的 4 只手，在 Scene 窗口中创建一个名为 HandModels 的空物体，把刚刚拖到场景中的手都作为它的子物体。再将桌子模型和扳手模型导入 Scene 窗口中，并调整到适当位置，最终 Scene 窗口如图 2-9 所示。

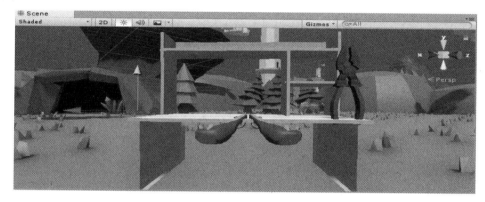

图 2-9　Scene 窗口

在运行时还不能看到手的效果，需要设置 LeapHandController。首先在 Scene 窗口中找到它，然后在 Inspector 面板中，找到 HandPool 组件，把 HandModels 赋给 ModelsParent，找到 ModelPool 下的 size，将其值改为 2。在 Element0 中把没有物理属性的手赋给对应的变量，在 Element1 中把有物理属性的手赋给对应的变量，再次运行时就可以看到手的模型。

Leap Motion 检测的是现实世界中用户的手的动作，包含手的移动方向和手的移动速度等。Leap Motion 使用的坐标和 Unity 3D 使用的坐标的单位不一样，首先要进行两者之间空间坐标的转换，使两者的坐标统一。

在运行虚拟交互系统前，需要首先将 Leap Motion 控制器通过数据线连接到计算机上，将手放在 Leap Motion 控制器的正上方。在 Unity 3D 中先单击 Game 窗口中的"Maximize On Play"按钮，将 Game 窗口最大化，最后单击"Play"按钮，当 Leap Motion 控制器没有检测到手时，Game 窗口中的电脑桌和扳手不会移动，界面如图 2-10（a）所示。在拆卸电脑桌时，先拆电脑桌的上半部分，再拆电脑桌的下半部分；由于电脑桌两侧都有螺钉，需要先将螺钉拧下来。首先拆卸电脑桌右侧的螺钉。用虚拟的手将电脑桌旋转一定的角度，方便进行螺钉的拆卸，如图 2-10（b）所示。

电脑桌旋转到一定位置后,用虚拟的左手拿起扳手去拧右侧木板上的螺钉,当虚拟的手触碰到扳手时,扳手便会跟随手移动,如图 2-10(c)所示。当用虚拟的手拿着扳手触碰螺钉时,螺钉会自动从桌子右侧木板上脱离,如图 2-10(d)所示。

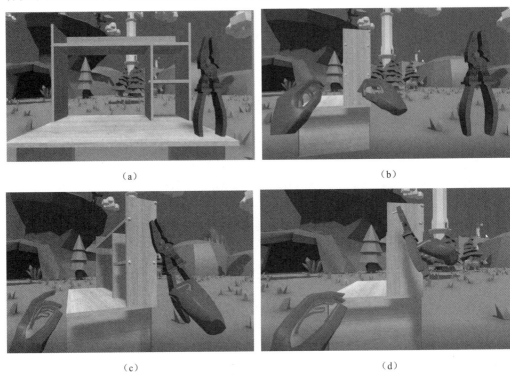

| (a) | (b) |

| (c) | (d) |

图 2-10　虚拟交互效果演示

思考与练习

1．虚拟现实系统的反馈技术有哪些?请说明它们各自的实现方法。

2．请说明虚拟现实人机交互的重要意义,以及人机交互在"3I"或"4I"特性中发挥的作用。

3．简述虚拟现实系统设计开发流程。

第 3 章　虚拟现实康复基本原理

内容提要

虚拟现实康复是虚拟现实技术在医疗健康领域的一个重要应用方向。本章将在简单介绍康复基本理论的基础上，讲解虚拟现实康复的基本原理，以及在虚拟现实系统作用下诱发的生理响应过程，最后介绍虚拟现实康复系统的主要类型及设计规范。

3.1　康复的基本理论

康复是指综合、协同运用医学的、教育的、社会的、职业的各种方法，使病、伤、残者（包括先天性残）已经丧失的功能尽快地、最大限度地得到恢复和重建，使他们在体格上、精神上、社会职业参与或生活能力上得到尽可能的恢复，从而重新走向生活、开始工作、融入社会。简言之，康复就是促进存在功能障碍的患者的功能向积极方向转化的过程，这也是康复医疗的宗旨。

功能障碍包括器官/系统的功能障碍、个体活动能力受限或社会参与受限；对功能障碍的另一种理解是，人和环境相互作用时难以实现有效交互的消极方面（不足或缺失）。康复训练是康复医学的重要手段之一，主要是通过训练使患者患肢恢复正常的自理功能，用训练的方法尽可能地使患者生理和心理上得到康复，达到治疗效果。因此，康复的主要目标是运用工程和医学方法增强或补齐缺失的功能，可选择的途径包括：①通过康复训练和治疗的路径，改善患者自身功能以适应环境；②通过代偿和替代的方式，帮助患者获得适应环境的新能力；③通过改造硬环境（如建筑、无障碍设施等）和软环境，让患者在功能障碍的情况下也可以适应社会。

3.1.1　康复治疗基本理论

1．神经发育疗法

神经发育疗法（Neuro-development Treatment，NDT）又称为神经生理学疗法（Neuro-physiological Therapy，NPT）或神经肌肉促进技术（Neuro-muscular Facilitation Technology，NFT），是 20 世纪 40～60 年代通过广泛研究而建立的一种康复治疗方法，其治疗原则是把神经发育学、神经生理学的基本原理和法则运用到脑损伤和周围神经系统损伤后引起的运动功能障碍的康复治疗中。神经发育疗法以神经系统作为重点治疗对象，通过对外周（躯干和肢体）的良性刺激，抑制异常病理反射和病理运动模式，引起并促进正常的反射和建立正常的运动模式。神经发育疗法主要包括以下 4 种。

（1）Bobath 技术

Bobath 技术是由英国物理治疗师 Berta Bobath 和她的丈夫 Karel Bobath 在运动发育控制理论基础上创立的,该技术认为运动的感觉可以通过后天不断学习而获得,只有正常的感觉反馈本身才可教会患者重新学会正常运动,通常会引入加压或负重、放置或保持、轻推等外界能量以形成感觉刺激。

（2）Rood 技术

Rood 技术又称为多感觉刺激技术,由美国的 Margaret Rood 在 20 世纪 50 年代创立,充分运用了神经生理学和动作发育理论。一方面,利用触觉、温度、牵拉肌肉、轻叩肌腱或肌腹、挤压等刺激诱发肌肉收缩;另一方面,也可利用挤压、牵拉等方式抑制肌肉反应。

（3）Brunnstrom 技术

Brunnstrom 技术是瑞典物理治疗师 Signe Brunnstrom 创立的一种治疗脑损伤后运动功能障碍的方法,该技术的基本原则是在脑损伤后的恢复过程中,利用运动模式来诱发运动反应,从而让患者能观察到患肢仍然可以运动,激发患肢主动参与运动的欲望。Brunnstrom 技术将脑损伤后的运动功能恢复过程分为 6 个阶段,最基本的治疗方法是早期充分利用各种方法诱发肢体的运动反应,并利用不同类型的运动模式（如共同运动、联合反应等）,再从异常模式中引导、分离出正常的运动成分,进而脱离异常运动模式,逐步向正常、功能性模式过渡。

（4）Kabat-Knott-Ross 技术

Kabat-Knott-Ross 技术由美国神经生理学家 Herman Kabat 等创立,该技术主要依据 Sherrington 的神经生理学理论,即外周神经和感受器所产生的输入信号可以影响脊髓运动神经元的兴奋性。该技术的基本特征是肢体和躯干的螺旋形和对角线主动、被动、抗阻力运动,强调整体运动而不是单一肌肉活动。Kabat-Knott-Ross 技术也特别强调感觉反馈、反复刺激和重复动作。

2. 运动再学习疗法

运动再学习疗法是把中枢神经损伤后恢复运动功能的训练视为一种再学习或重新学习过程的康复治疗方法,主动参与是对患者的基本要求。运动再学习治疗的治疗原理包括神经可塑性与功能重组、反馈对运动控制有重要作用、调整重心、限制不必要的肌肉活动。其中,实现功能重组的主要条件是开展有针对性的反复练习,同时强调视觉、听觉反馈和本体、触觉反馈对运动功能康复都可以发挥重要作用。运动再学习疗法包含上肢功能、坐位平衡、站起与坐下、站立平衡、行走功能等日常生活中的基本运动功能,而每一部分的运动功能训练又包含以下 7 个基本步骤。

① 分析:以基本运动成分作为一个分析模式或框架,从行为学、运动学、动力学、神经、肌肉等方面进行观察、比较、分析,找出缺失的运动成分和存在的问题。

② 软组织牵伸:牵伸是为了保持软组织长度,包括持续牵伸和短暂牵伸。

③ 诱发肌肉活动:分解练习丧失的运动成分,可通过电刺激、运动现象、主动

控制训练诱发肌肉收缩，并配合语言、视觉反馈等，重新恢复丧失的运动功能。

④ 练习作业：可整体练习或功能性训练，把所掌握的运动成分与正常功能活动结合起来，在不同环境中不断纠正异常模式，使其逐步趋于正常。

⑤ 力量训练：对已经恢复部分功能的肌肉进行肌力训练。

⑥ 优化运动技巧：在不同环境和任务下增加运动的技巧、难度、灵活性和重复性。

⑦ 训练的转移：在开放性环境及真实的生活环境中练习已经掌握的运动功能，使其不断熟练。

3．镜像疗法

镜像疗法（Mirror Therapy，MT）又称为镜像视觉反馈（Mirror Visual Feedback，MVF）疗法，是通过将健侧肢体影像反馈到患侧，利用镜像错觉（即患者认为患侧肢体形态、功能恢复到正常的错觉）调控并重塑中枢神经系统，促进感觉、运动及认知功能恢复的现代康复方法。镜像疗法的主要神经生理基础是中枢神经系统调控和重塑机制发挥作用，主要康复应用包括截肢后的患肢痛、脑卒中后的运动功能障碍、脑卒中后的认知功能障碍、脑瘫、疼痛等。近年来，镜像疗法又拓展到动作观察疗法、运动想象等。

3.1.2 康复工程技术

康复工程是生物医学工程领域中的一个重要分支学科，它运用现代工程技术方法、原理和技术手段，通过功能重建、补偿或代偿，促使因伤残、疾患导致的功能受损部分或全部恢复，与生物医学、材料科学、生物力学、机械、电子、控制论与信息科学等学科密切相关。

康复工程技术在康复医学中的主要作用体现在康复治疗与康复训练、康复评定、康复辅助 3 个方面，由此也形成了被广泛应用的康复工程产品。

（1）康复治疗与康复训练设备

康复治疗设备包括电疗仪、光疗仪、超声波治疗仪、磁疗仪、生物反馈治疗仪、牵引治疗仪等。

康复训练设备包括用于基础训练的康复器械、维持和改善关节活动范围的器械、增加阻力和耐力的器械、改善平衡和协调功能的器械等。

（2）康复评定设备

康复评定设备主要包括以下 3 类：

① 运动功能评定设备，如肌力测试仪、步态分析仪、平衡仪等。

② 心肺功能评定设备，如肺功能仪、运动平板、心肺运动测试仪等。

③ 电生理评定设备，如肌电图仪、脑电信号记录设备等。

（3）康复辅助器具

辅助器具（Assistive Product，AP）简称辅具，是功能障碍患者个人使用的，用于改善功能障碍患者的活动与参与度的康复产品。辅具的主要功效在于：提高功能障碍患者的参与性，为功能障碍患者发挥身体功能保护、支撑、训练、测量或替代等作用。按照国际标准和惯例，康复辅具又可细分为技能训练辅助器具、矫形器和假肢、个人生活自理和防护辅助器具、个人移动辅助器具、交流和信息辅助器具等多个种类。

近年来，随着计算机技术、机器人技术和人工智能技术的快速发展，新的康复工程技术及其产品也不断涌现，如康复机器人、智能假肢、脑机接口康复和虚拟现实康复等。

3.2 虚拟现实康复技术简介

虚拟现实技术与临床康复应用的结合就形成了虚拟现实康复技术，随着增强现实的出现又产生了增强现实康复技术，下面将分别介绍不同类别虚拟现实康复技术的主要特征。

3.2.1 虚拟现实康复与增强现实康复

（1）虚拟现实康复

基于虚拟现实（VR）的康复技术是随着虚拟现实技术在康复领域的应用而逐渐形成的一门新的康复工程技术理论。按照国际虚拟康复学会（International Society for Virtual Rehabilitation，ISVR）定义，虚拟现实康复是一类包括物理、作业、认知、心理在内的临床干预方法，它基于虚拟现实、增强现实和计算机技术，可以在本地使用或远程使用。虚拟现实康复的目的是，通过在虚拟环境下进行康复训练或暴露治疗，促进患者运动、神经或认知功能障碍康复，提升患者进行独立日常生活的能力，使患者最终回归社会并具备社会生活的能力。

（2）增强现实康复

基于增强现实（AR）的康复技术可以定义为：使用增强现实硬件和技术，在真实康复训练场景中，叠加虚拟信息内容后进行增强康复训练的一种技术和方法。增强现实是将计算机生成的各类信息叠加到真实场景中，实现对人类感知和认知功能增强的一项重要技术。增强现实与虚拟现实技术有明显的不同，一般认为，虚拟现实是利用计算机技术创造一个虚拟世界，而增强现实是把计算机技术生成的场景融入真实世界中，通过视觉、听觉、触觉和味觉等来增强对现实世界的感知。近年来，增强现实技术在各领域的应用正呈现出爆发性增长态势，特别是在医疗康复领域，展现了良好的发展前景。增强现实康复系统可以将虚拟物体或辅助信息叠加在真实康复训练场景中对患者进行康复训练，这种方式既保留了虚拟现实康复系统的优势，又具有独特的感知优势，可以有效地增强患者对真实康复训练场景的感官认识。患者在增强现实环境中，能够以更加自然的方式与真实场景和虚拟物体进行三维交互，从而大大提高训练效率。

3.2.2　虚拟现实康复技术的分类

根据康复患者种类的不同，虚拟现实康复分为骨科虚拟现实康复、脑卒中虚拟现实康复和认知虚拟现实康复等。骨科虚拟现实康复的患者是指遭受骨骼或肌肉/韧带损伤的患者，患者相对比较年轻，数量较多；脑卒中虚拟现实康复患者是指由于神经出血或脑血凝块导致半身瘫痪后存活下来的患者，患者一般年龄较大，可同时伴有运动功能障碍和认知功能障碍；认知虚拟现实康复患者主要是指患有各种心理障碍的个体，包括注意缺陷多动障碍、饮食障碍，以及恐高症、创伤后的压力、抑郁症和恐惧症等。

根据康复方案的不同，虚拟现实康复分为虚拟现实增强康复（VR-augmented Rehabilitation）和虚拟现实暴露疗法（VR Exposed Based Therapy）。虚拟现实增强康复方法是指，在临床（或在家）利用虚拟现实软件系统生成的三维虚拟场景、任务，通过先进的自然交互技术完成虚拟训练任务，达到模拟练习和康复训练的目的。虚拟现实暴露疗法则是指将虚拟现实的特定应激场景与暴露疗法相结合的心理治疗方法。根据具体的治疗方法，虚拟现实康复的任务模拟包括"示例教学""视频游戏"和"暴露疗法"。

① "示例教学"类任务模拟方法需要有虚拟"教师"或"治疗师"进行示例，患者运动训练是在具体示例指引下完成的，虚拟场景中可以进行运动状态和骨骼肌肉状态的信息可视化，以帮助患者了解自身状况。

② "视频游戏"类任务模拟方法通过二维 Flash 或三维游戏，如 Wii 游戏、Kinect 游戏等，对患者进行康复训练，相比而言，其可视化程度欠佳，患者没有"教师"或"治疗师"指导，若想完成任务则需要更高的认知负荷。

③ "暴露疗法"类任务模拟方法需要在虚拟场景中模拟逼真的环境，如恐高现场、爆炸现场等，对三维虚拟仿真的场景性和功能性要求较高，患者在此环境中需感受到和真实场景类似的场景，进而达到暴露治疗的目的。

另外，虚拟现实康复还可分为本地虚拟现实康复（Local Virtual Rehabilitation）和远程虚拟现实康复（Virtual Telerehabilitation）。本地虚拟现实康复是指治疗师在训练者附近，如在门诊环境中；远程虚拟现实康复是指治疗师通过网络，远程指导患者进行康复。

3.2.3　虚拟现实康复技术的主要特点

虚拟现实康复技术的基本特点除了包括多感知性、沉浸感、交互性和想象性，还具有康复预防、康复治疗和康复评定等功能。

在虚拟现实康复中，多感知性是指虚拟环境感知和患者自身生理、心理状态感知两个方面，即除了常规的视觉、听觉、力觉、触觉、运动等感知，还包括脑电、肌电、心电和血氧等人体生理、心理状态的感知。虚拟现实所特有的"3I"特性在虚拟现实康复中具体表现在以下几个方面。

（1）沉浸感

沉浸感是指用户感到作为主角存在于虚拟现实环境中的真实程度。其中虚拟现实康复系统的沉浸感取决于显示设备的好坏、场景模拟的真实程度和交互的准确性。增强现实康复系统的沉浸感取决于虚实场景注册算法的准确性和交互的实时性。

（2）交互性

交互性是指患者借助专用的三维交互设备，与虚拟环境之间以自然的方式进行交互。交互性可以被认为是虚拟现实康复技术最重要的特点之一。现有的主要交互方式包括手势交互、动作交互、语音交互、脑机接口和肌电交互等。

（3）想象性

想象性是指通过沉浸感和交互性，使患者随着环境状态和交互行为的变化而对未来产生构想，增强创想能力。在虚拟康复技术中，想象性具体是指患者在完成虚拟任务过程中，通过运动想象、认知推理，增强创造力，诱导并促使患者大脑的神经具有可塑性，激发患者的主动运动和学习意愿。

除此之外，虚拟现实康复技术还具有以下功能。

（1）康复预防

康复预防在临床康复领域包括一级、二级和三级预防。虚拟现实康复技术所体现的康复预防功能主要体现在一级预防，表现为可以通过虚拟现实/增强现实康复训练，积极预防慢性疾病与老年病，通过运动和认知训练，减少因疾病而导致的残疾和认知功能退化。

（2）康复治疗

康复治疗是指促使损伤、疾病、发育缺陷等因素造成的身心功能障碍或残疾恢复正常或接近正常的治疗方式，也可以认为是临床康复的三级预防，表现为在残疾程度较轻时，可以通过虚拟康复训练进行有效的积极康复治疗，阻止其继续发展，使已发生障碍的功能获得代偿、矫正或适应，以提高个人的自理能力，便于继续参加社会生活，增强残疾者的生活信心。

（3）康复评定

康复评定是对病伤残者的功能状况及水平进行定性和定量的描述，对其结果做出合理解释的过程。虚拟现实康复技术所要求的康复评定功能更侧重于定量的描述。

3.3　虚拟现实康复的反馈及其生理效应

虚拟现实技术相对于其他康复治疗技术有其自身特点和优势。它通过多种感知觉反馈和人机交互能显著改善和提升患者的功能，国内外研究已经广泛证实：虚拟现实技术可以促进对侧感觉运动皮层的功能重塑，这对脑卒中等患者的运动功能康复至关重要；虚拟现实技术能提供视觉、听觉和本体感觉的反馈，能根据患者的功能水平以及对反馈刺激的响应情况设置康复训练任务（类型和难度），具有自适应特征；虚拟现实康复要求患者执行的主动训练比被动康复训练更有利于患者的功能改善和功能重塑。

3.3.1　视觉反馈及其生理效应

典型的虚拟现实是指计算机生成的图形化虚拟场景或虚拟对象经用户的视觉系统形成神经响应，经视觉通路传入大脑中枢神经，这就是虚拟现实康复人机交互中的视觉反馈，也是影响虚拟现实康复的关键。

1．视觉生理基础

视觉系统是人类感官中结构和功能最为复杂的器官之一，由眼睛、神经传导通路及大脑视觉中枢构成。视觉的形成需要有完整的视觉通路，其主要组成部分如图 3-1 所示。外界物体的影像通过眼内光学系统聚焦在视网膜上；视网膜内的光感受器（视杆细胞及视锥细胞）在受到光刺激后，将投射图像的亮度和色彩模式信息转变成生物电信号和化学信号，激活由各神经元细胞（如水平细胞、双极细胞、神经节细胞等）组成的复杂网络，并在神经节细胞处形成神经冲动，经由视神经、外侧膝状体等到达视皮层，使大脑产生视觉感觉，再根据已有的经验和记忆，通过分析、判断等极为复杂的过程，最终形成视觉。

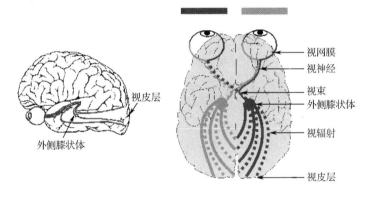

图 3-1　视觉通路示意图

视觉系统对运动信息的有效加工是人类与外界动态交互的基础，它不仅能够处理静态的视觉场景，还能够理解动态的视觉场景，并将客体或被观察对象的空间位置随时间的变化转化为运动感知。为完成与动态环境的交互，视觉系统不仅需要感知运动信息，还要维持对运动对象的持续追踪，这同样是视觉的基本能力之一。

2．运动观察的神经生理效应

（1）镜像运动视觉反馈

视觉作为直觉的主导，对中枢神经系统具有调控和重塑作用。在镜像疗法等康复进程中，利用镜像成像设备将健侧肢体活动的画面复制到患侧，研究证实，患者对患侧肢体的观察有助于提升其所支配皮层神经的活动水平；进一步研究还发现，视错觉能强化患者对患侧肢体的注意和感知，减少习得性失用。在接受视觉反馈的感觉刺激时，大脑中枢神经系统的感觉、运动神经信息交互增强，对肢体的注意和意识提高，进而促进运动脑区神经兴奋性改变。另外，有研究进一步证实，镜像疗法中的肢体运动通过视觉反馈给患者，有助于易化皮质脊髓束，提高大脑皮层对肢体运动的支配能力。

镜像神经元是支持镜像疗法的神经科学最新研究发现。在大脑的不同脑区，镜像神经元形成了有特定功能的镜像神经元系统。研究认为，镜像神经元系统能较好地协调动作感知和动作执行功能，提供观察者内在的识别体验，还有助于理解他人的行为、意图和情感状态。镜像神经元的功能主要包括动作理解、模仿、交流与社会行为、共情等。其中，动作理解功能是指在观察者只观察别人的行为动作时就可以激活执行同样动作的神经环路，既能理解他人的运动意图，还能学习、模仿该动作行为。

（2）动作观察

动作观察疗法（Action Observation Therapy，AOT）是指通过观察视频图像中的正常动作来促进脑功能恢复，视觉反馈在其中发挥了重要作用。研究发现，当观察别人执行某个动作时，会引起自身执行该动作的部分神经元被激活，这些神经元也是镜像神经元，它们被认为是通过一种内部模仿机制来促进脑神经环路重塑的。事实上，人类可通过学习和理解，将运动信息作为动作记忆存储在大脑中，动作观察能激活存储该动作执行的脑区内类似动作的再现或"共振"，从而有利于所观察动作的执行、模仿以及模仿性的运动技能学习，从而改善观察者的运动能力。同时，观察者通过对动作的"共振"把所观察的动作加以内化和具体化，可以促进观察者对动作信息的感知和理解。

动作观察疗法就是基于镜像神经元系统在动作观察、动作理解、动作模仿中发挥的重要作用，是近年产生的一种新的脑卒中康复治疗方法。国内外许多研究者的小样本临床研究也证实，动作观察疗法通过动作观察、运动想象和观察模仿等过程，可改善脑卒中患者的运动功能，提高其日常生活能力。

3. 虚拟现实中的视觉反馈设计

（1）虚拟现实的可视化及渲染

虚拟现实的主要体验是视觉显示，它运用计算机图形学及其显示技术将大量数据进行可视化展示，给操作者或用户更真实的感觉。

虚拟场景中的实体建模是虚拟现实系统的基础，主要包括三维视觉建模和三维听觉建模，其中三维视觉建模主要包括几何建模、运动建模、物理建模、对象行为建模及模型切分等。随着计算机图形图像技术的发展，实体建模的方法有很多，而大部分建模工具都提供已创建的基本图形供设计时调用；对于复杂物体，可采用分割重组、三角形拼接、面向对象的三维图形建模等方法进行构建，面向对象的图形化模型建模的基本思路如图 3-2 所示。

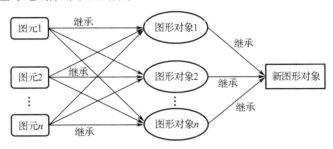

图 3-2　面向对象的图形化模型建模的基本思路

（2）虚拟场景的运动建模

建立虚拟场景中的各种虚拟对象只是虚拟现实建模的基础，展现虚拟对象运动和虚拟场景动态变化的运动建模是虚拟现实更为重要的内容。较早的虚拟场景/对象运动可视化可以通过三维动画实现，现有的虚拟现实引擎软件平台为设计人员提供了可直接调用的资源，包括丰富形态结构模型和运动控制功能。通用的运动建模包括模型搭建和数据流驱动两个环节。

① 模型搭建：资源的准备和导入。虚拟模型通常由美术师利用第三方工具（如 3ds Max 或 Maya 等）导入开发平台。这些虚拟模型包括表皮模型、骨骼模型、模型贴图和相关组件等，其中骨骼模型是实现控制的核心，表皮模型、模型贴图及相关组件可有效地提高虚拟人物和场景的逼真感。

② 数据流驱动：根据数据类型的差异，具体的模型控制方式也有不同。现今主流的人体运动数据采集设备主要分为摄像机系统和可穿戴式设备两类。摄像机系统主要采集的是 RGB 图像、红外热成像图和深度图像等，它们都可采用相应的算法转换为骨骼的运动数据，此时需要利用工具、插件将各个骨骼的运动数据与骨骼模型进行绑定，从而实现对虚拟角色的驱动和控制；可穿戴式设备利用其惯性传感器采集的运动数据，将四元矢量与虚拟模型的骨骼/关节进行绑定，从而实现控制。

（3）虚拟场景的实时渲染

实时渲染的本质是图形数据实时计算和输出，利用计算机的快速建模和绘制功能，通过快速切换帧的方式以连续画面实现实时渲染和交互过程，利用计算机模拟现实物体的形状、材质、纹理、相对位置、光照、遮挡关系等物理属性以增强逼真度。表 3-1 分别从技术特点、交互延迟、显示质量和数据压缩四个方面对常见的 4 种实时渲染方式进行了比较。

表 3-1 常见的实时渲染方式的比较

渲染方式	技 术 特 点	交 互 延 迟	显 示 质 量	数 据 压 缩
面绘制方式	采用基于轮廓线的描述方式,即在断层图像中,通过手工或自动方式实现目标轮廓的确定性分割,然后将各层的轮廓线堆砌在一起	计算量小,运行速度快,交互延迟小	从三维数据场中抽取有意义的直观信息,显示质量较高	表示方法简单,数据量小,数据传输速度快
体绘制方式	借助三维的体素将三维数据场的离散数据用二维图像显示在屏幕上,无须进行分割即可直接进行绘制	须对所有体素进行处理,图像绘制速度慢,延迟较大	保留三维图像的细节信息,绘制效果好,显示质量高	对体数据进行明暗处理,计算开销大,数据压缩率低
模型方式	通过三角面构造的近似形体来表现物体,模型通过制作软件 3ds Max、Maya 等来制作	在用户交互过程中完成本地渲染,交互延迟较小	存在边缘不够平滑的情况,显示质量一般	借助相关软件制作几何数据,数据压缩率低
粒子方式	点精灵方式渲染,通过粒子的不断叠加完成实时渲染	效率主要取决于贴图大小,交互延迟不稳定	无法根据角度来进行不同光线的绘制,存在 alpha 排序的问题,显示质量低	性能上弱于模型方式,数据压缩率低

3.3.2 力触觉与本体感觉反馈及其生理效应

1. 力触觉与本体感觉的生理基础

力触觉反馈是指通过力触觉反馈设备提供躯体感觉刺激,使用户产生触觉信息并进一步形成触觉感知。触觉是指一种或多种接触感觉,包括通过皮肤感知的触觉和本体感觉、人体的主动接触和基于驱动技术的被动接触感知,是利用来自皮肤内机械感受器("皮肤感知触觉"输入)以及肌肉、肌腱和关节内机械感受器("本体感觉"输入)的感觉信息产生的感觉。用户通过探索性活动接收到触觉刺激属于主动触觉过程,而用户在未主动参与探索的情况下接收到外界传递的触觉刺激属于被动触觉。被动的接触倾向于把人们的注意力集中在主观身体感觉上,而主动探索产生的接触倾向于引导人们注意外部环境的属性。

皮肤的触觉感受器遍布体表,包括有毛和无毛的皮肤。当人们触摸物体时,皮肤内部的触觉感受器由于受到空间变化、振动等刺激而引起触觉。皮肤的触觉传入的纤维末梢可分为机械感受器、温度感受器和疼痛感受器,其中温度感受器分为热感受器和冷感受器,冷感受器在整个表皮和真皮层中较多。表 3-2 列出了皮肤的触觉感受器的特征敏感性和主要功能。

表 3-2　皮肤的触觉感受器的特征敏感性和主要功能

类　型	触觉感受器	特征敏感性	主　要　功　能
机械感受器	FA-I	对高频（5～50Hz）动态皮肤变形敏感；对静力不敏感	低频振动检测；稳定精准的抓握和操作
	SA-I	对低频动态皮肤变形敏感（<5Hz）；对静力敏感	非常低频的振动检测；粗糙纹理感知；模式/形状检测；稳定精准的抓握和操作
	FA-II	对机械瞬变和通过组织传播的高频振动（40～400Hz）极为敏感；对静力不敏感	高频振动检测；细腻纹理感知；稳定精准的抓握和操作
	SA-II	低动态灵敏度；对静力敏感；感觉皮肤和皮下胶原纤维束的张力	物体运动的方向和由于皮肤拉伸而产生的力的检测；稳定精准的抓握和操作；手指位置的检测
温度感受器	Aδ 纤维	在 5～43℃ 的温度范围内有反应；25℃ 时最灵敏	感知温度下降
	C 纤维	45℃时最灵敏	感知温度上升
疼痛感受器	Aδ 纤维	—	感知刺痛
	C 纤维	—	感知灼痛

　　手的无毛皮肤中的机械感受器根据其响应特征的接受域的相对大小和相对适应率（对皮肤变形开始/偏移的响应和皮肤持续变形期间的持续响应），可以分为 4 种类型：快适应的 Meissner 小体（Fast Adapting Type Ⅰ，FA-Ⅰ）、Pacinian 小体（Fast Adapting Type Ⅱ，FA-Ⅱ）、慢适应的 Merkel 盘（Slow Adapting Type Ⅰ，SA-Ⅰ）和 Ruffini 小体（Slow Adapting Type Ⅱ，SA-Ⅱ）。图 3-3 是皮肤内机械感受器的示意图。

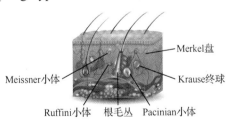

图 3-3　皮肤内机械感受器示意图

　　人们通过触觉感知物体各种各样的属性，包括材料属性、几何属性和混合属性。当人们触摸物体时，皮肤和本体感觉输入以不同的方式组合、加权，产生触觉，经过大脑皮层的感知来分析、识别物体的属性。非伤害性躯体感觉输入经过第一躯体感觉区（又称初级躯体感觉皮层）的初步处理后，被分离到不同的神经通路中。腹侧定向通路将有关表面结构的信息传送到顶叶的顶盖皮层，进而到达枕叶内侧皮层。背侧定向通路将有关物体特征位置的信息传递到顶叶沟和额叶视区。形状加工主要发生在顶内沟和枕骨外侧复合体。方位加工发生在初级躯体感觉皮层、顶盖、顶内沟和顶枕沟。对于每一种属性，初级躯体感觉皮层外的相应区域也处理相应的视觉信息。与触觉对象属性的分布式神经处理一致，触觉的空间敏感度依赖于分布神经网络中自下而上的触觉输入与自上而下的注意信号之间的相互作用。

本体感觉或运动觉，即力和位置的感觉，是从各种力学感受器获得的，这些力学感受器将机械刺激转换为可以传输到中枢神经系统的动作电位，提供有关关节的位置和运动、肌肉的长度和张力的信息。如表 3-3 所示，力学感受器分布在肌腱、关节及筋膜组织中，同时也存在于皮肤上。在关节囊和韧带中发现的快适应的 Pacinian 小体（FA-II）在运动过程中最活跃，而在单个韧带中发现的慢适应的 Ruffini 小体（SA-II）提供关于关节位置的信息，在关节范围的末端最为敏感。肌梭主要提供有关肌肉长度及其变化速度的信息；而 Golgi 肌腱器官则提供有关兴奋肌肉紧张的信息。肌肉、韧带和囊体中的痛觉自由神经末梢对触摸、压力和疼痛很敏感，在长时间的伸展运动中尤为活跃。皮肤内的机械感受器（SA-II 和 FA-II）也有助于感受关节上的皮肤被拉伸时的运动感觉。本体感觉随年龄、关节疾病和损伤而衰退，它还受到中枢和外周神经系统损害的影响。本体感觉是可以训练的，例如，运动员、舞蹈家和音乐家的本体感觉可以得到增强。

表 3-3　人体力学感受器

力学感受器	类　　型	刺　　激
肌腱单元	肌梭 Golgi 肌腱器官	肌肉长度 肌肉长度的变化速度 兴奋肌肉紧张
关　节	Ruffini 小体 Pacinian 小体 Golgi-Mazzoni 小体	在整个关节活动范围内低和高的紧张负荷和压力负荷
筋　膜	Ruffini 小体 Pacinian 小体	在关节运动范围内低和高的紧张负荷
皮　肤	毛囊感受器 Ruffini 小体 Pacinian 小体 Merkel 小体 Meissner 小体	浅表组织形变/在关节活动范围内的伸展或压力

2. 虚拟现实康复中的力触觉反馈设计

力触觉反馈设备是实现用户与计算机中创建的虚拟场景交互的工具，极大地增强了虚拟现实系统的沉浸感、交互性和想象性。力触觉反馈设备根据反馈所刺激的机械感受器可分为力反馈（运动觉反馈）设备和触觉反馈设备。

用于康复的力触觉反馈设备多为力反馈设备。这类设备产生的力可以引导、抵抗或扰乱运动，提供有关计算机产生的虚拟物体的物理特性和/或运动的力反馈。在虚拟场景中，与只有视觉、听觉反馈相比，力反馈已经被证明可以提高用户运动的速度和精度。手指的运动被力反馈设备转换成虚拟场景中的动作，同时通过机械杠杆或气动执行机构将力量反馈给手指。这些力量激活韧带和关节囊、肌肉纺锤体和 Golgi 肌腱器官中的运动传入神经，产生对虚拟场景中物体的物理属性的感知，以便用户能够感受到虚拟对象的大小、重量或纹理。桌面触觉反馈设备即属于提供运动觉刺激的力反馈设备。

提供皮肤触觉刺激的触觉反馈设备可以通过应用电场或磁场，结合压电晶体形状记忆合金或气动系统，或使用在不同环境中改变黏度的液体等机制运作。这些设备主要通过施加压力、振动、电场或热流的变化来产生触觉，使用户能感知虚拟场景中物体的温度、纹理、形状和粗糙度。在康复领域的触觉反馈设备主要包括基于振动模拟的触觉反馈设备、基于压力模拟的触觉反馈设备、基于温度感觉模拟的触觉反馈设备、基于皮肤电刺激模拟的触觉反馈设备和基于空间分辨率的触觉反馈设备。基于触觉反馈的可穿戴式触觉反馈设备和表面触觉反馈设备即属于提供皮肤触觉刺激的触觉反馈设备。

桌面触觉反馈设备是一个多关节的机器人手臂，用户手中握着一支触控笔，该设备能够跟踪触控笔的运动，并对触控笔提供力触觉反馈，该设备通常固定在桌面或地面上。触控笔在虚拟场景中的虚拟化身可以是手指、手术刀、机械螺丝刀等，虚拟化身与虚拟场景中的物体接触或碰撞时，接触力从桌面触觉反馈设备传递到用户手上，从而使其获得操纵虚拟物体的力反馈体验。桌面触觉反馈设备主要有 3 个部分：①在每个关节或机器人手臂的末端执行器中都有位置或力传感器，用来测量触控笔的运动（或用户施加在触控笔上的力）；②电机执行机构提供反馈力或扭矩；③传递机构将扭矩从关节传递到末端执行器。随着传感器、机器人等技术的飞速发展，涌现出了大量的桌面触觉反馈设备，图 3-4 所示是两种典型的桌面触觉反馈设备。

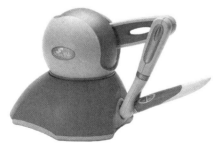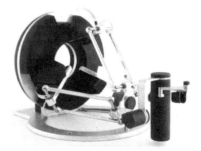

（a）串行桌面触觉反馈设备　　　　　（b）并行桌面触觉反馈设备

图 3-4　两种典型的桌面触觉反馈设备

为了满足康复训练，进一步开发出了可穿戴式触觉反馈设备，主要包括 3 种类型：力反馈（运动觉反馈）设备、触觉反馈设备和集成反馈设备。力反馈手套是一种典型的可穿戴式触觉反馈设备，其主要功能包括多自由度全手运动跟踪，为指尖和手掌提供分布式的力反馈；用户戴着力反馈手套，控制手的虚拟化身去触摸和/或抓握虚拟物体，并在指尖甚至整个手的表面得到力反馈。几种有代表性的力反馈手套如图 3-5 所示。力反馈手套可使得手的虚拟化身有更直观的手势控制，获得手与物体之间多点接触的感觉，可以大大增强虚拟现实操作的沉浸感，适用于基于虚拟现实的手部康复训练和功能评估。

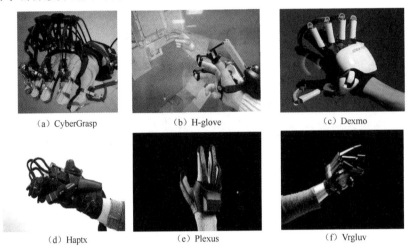

（a）CyberGrasp　　　　（b）H-glove　　　　（c）Dexmo

（d）Haptx　　　　（e）Plexus　　　　（f）Vrgluv

图 3-5　有代表性的力反馈手套

图 3-6 展示了几种有代表性的可穿戴式触觉反馈设备。在图 3-6（a）中，该装置可以通过移动的平台向指尖提供正常的压痕；图 3-6（b）显示了使用平行机构的皮肤横向拉伸装置；图 3-6（c）显示了一个用于在指尖施加触觉刺激的 3 自由度皮肤触觉反馈装置。

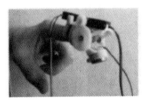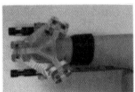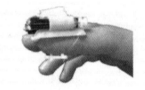

（a）手指压痕装置　　　（b）皮肤横向拉伸装置　　（c）3 自由度皮肤触觉反馈装置

图 3-6　有代表性的可穿戴式触觉反馈设备

3.3.3　虚拟现实康复中的多感官通道设计

1．多感官通道概述

人的各种感官的神经信息在大脑中枢层面并不是截然分开的，而是彼此交错、相互连接的，各种感官通道获得的信息存在相互沟通，人对环境、设备的认知是多种感官经验相互融合形成的。多感官通道又称为多感官刺激（Multisensory Stimulation）或多模态交互（Multimodal Interaction），在与环境的交互过程中，人首先通过感官系统对外界刺激进行感知活动，然后在大脑中形成认知过程进而决定人的行为活动。人体感官系统是感知外界事物刺激的媒介，包括视觉、听觉、触觉、味觉和嗅觉，俗称"五感"。随着对脑组织的深入研究，科研人员发现除五大感官之外，人体还有疼痛感受、本体感受、热觉感受等，在人体认知和行为活动中同样发挥着重要的作用。同时，近年来的研究还证实，通过整合每个感官通道的信息可显著提高人体对外界刺激的检测和识别，丰富环境提供的多重感官刺激可以调节人体的多种生物机制，能更有效地促进运动、认知功能和神经心理的恢复，使学习效果显著提高。

2. 康复训练中的多感官通道设计原则

（1）一致性

一致性是多感官通道刺激在设计应用时最重要的原则之一。一方面，应保证多种感官刺激之间的关系与以往的个人经验或与自然界中本该发生的感觉之间的关系相一致，比如敲钟，应该发出"咚咚咚"的声音，而不是发出"汪汪汪"的声音；另一方面，多感官刺激之间的关系最重要的是需要保持时间、空间上的一致性，也就是说，不同的感官刺激在空间和时间上密切匹配，就好像来自同一事件一样，尤其是应处于同一空间。

（2）交互性

多种感官刺激之间应存在一定的关联性，比如，是某种感官刺激影响另一种感官刺激，还是两种感官刺激同时发生。基于交互性原则，用户在使用过程中通过简单的操作能够实时控制所处的环境变化并提供交互反馈，给予用户操纵辅具的主导控制权而不是产生康复辅具操控用户的错觉。

（3）适宜性

针对脑卒中手部康复训练，由于受限于康复环境、资源、费用等因素，多感官刺激的实现应以简单有效、低成本的方式融入康复训练中，而不应该依附于大型、昂贵的媒介。同时考虑到家庭环境，用户并没有相关的医护经验和专业知识，因此基于简易性原则，应降低多感官康复产品的使用门槛，最大限度地为有需要之人提供康复服务。

（4）合理性

与正常人相比，患者的生理特征、心理情绪等方面存在一定的独特性，多感官刺激的实现一定要考虑刺激的强度、舒适度、理解度等因素，从感官组合、训练程度、任务量、强度、舒适程度等方面，以适量、合理的输入为初衷，对患者身体和情绪层面不施加消极影响。

（5）全面性

由于每种感官刺激信息的接收和处理都对应不同的神经区域，多种感官刺激信息能够激活不同的大脑区域，能更全面地针对输入刺激做出精确的反应。因此，在设计时要尽可能地涉及视觉、听觉、触觉、本体感觉等不同的感官系统，全方位地输入刺激信息，实现多元化、多样性，提高对外界刺激的检测和识别能力。

3. 增强现实康复技术

增强现实技术的主要任务是进行真实世界与虚拟世界的无缝融合，因此，增强现实康复系统开发的关键是解决真实训练场景与虚拟角色在几何（空间位置）、光照和时间方面的一致性问题。例如，患者在利用滚筒进行上肢康复训练时，往往因为动作枯燥而难以坚持，如果利用增强现实技术，在真实的滚筒运动过程中添加虚拟角色、游戏任务，并附加图片、文字等激励因素，则可以动态增强患者的康复环境，提升患者的锻炼兴趣和康复训练效率。在这一过程中，主要困难在于如何确保真实滚筒和虚拟角色在几何、光照和时间上的一致性。其中，几何一致性要求真实滚筒和虚拟角色按照正确的空间位置、透视投影和虚实遮挡关系实时渲染到真实场景的视频影像中；光照一致性要求虚拟角色的光照与真实场景中的光照有着一致的明暗、阴影效果，以便患者觉察不到虚实的不一致；时间一致性要求患者在与真实滚筒和虚拟角色进行交互的过程中具有实时性，以便患者可以自由地在真实空间和虚拟角色之间进行交互。

3.4　虚拟现实康复系统组成与设计

3.4.1　虚拟现实康复系统软/硬件组成

1．本地虚拟现实康复系统

典型的本地虚拟现实康复系统主要由交互设备、计算机、视听觉输出设备、虚拟现实康复软件和数据库组成，其中虚拟现实康复软件和数据库安装在计算机中。本地虚拟现实康复系统软件的基本结构如图 3-7 所示，主要包括个性化康复需求及功能的综合评定、康复方案及流程设计、交互模块、虚拟仿真模块、评价反馈模块和数据库。有些虚拟现实康复系统并不包含个性化康复需求及功能的综合评定和康复方案及流程设计两部分，而是在康复之前由专业医师利用专业的测评软件并结合自身实际经验完成此部分功能。

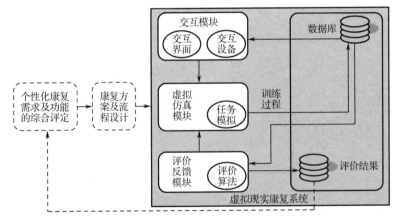

图 3-7　本地虚拟现实康复系统软件的基本结构

（1）个性化康复需求及功能的综合评定

个性化康复需求及功能的综合评定的主要功能是针对患者的个性化康复需求，对患者进行功能的综合评价和分析。

（2）康复方案及流程设计

康复方案及流程设计的功能是根据知识库和个性化康复评定结果，确定患者的具体康复训练方案和康复流程。

（3）交互模块

交互模块的作用有两个方面：一方面，通过人机交互界面，让患者录入个人信息、选择要训练的项目、虚拟任务等内容，确保患者与康复系统进行良好的沟通；另一方面，通过各种人机交互设备，采集患者运动、认知相关的信号，将其与虚拟场景相关联，基于自然的交互完成虚拟训练任务。

（4）虚拟仿真模块

虚拟仿真模块一般包含一系列与交互模块相对应的虚拟任务，如虚拟投篮、虚拟踢球等，主要由虚拟仿真软件（如 Unity 3D、Virtools 等）开发而成。

（5）评价反馈模块

评价反馈模块主要提供患者运动功能、训练状态和认知状态的量化结果，这些结果一部分为实时、短期的评价数据，可以反馈到虚拟仿真模块中进行显示，供患者对自身的训练状态进行自评；另一部分则具有中长期训练效果的评价功能，患者可以对自己的康复效果进行评估，康复医师也可通过存储在数据库中的量化评价数据对患者的康复训练效果进行调整。在本地虚拟现实康复系统中，患者通过完成虚拟现实康复系统提供的模拟任务达到康复功能训练的目的。这种模式仅仅是用虚拟的游戏或任务代替了传统、枯燥的作业训练和运动训练，在康复的整个过程中（一般持续十几天甚至数月），仍然需要康复医师的参与，包括对患者康复需求及功能的分阶段评定、康复方案及康复流程的整体设计和修正等。

（6）数据库

数据库主要用于存储患者信息、训练数据和评价结果数据。其中，患者信息包括患者的年龄、性别、疾病种类、训练计划等；训练数据包括两类，一类是用于交互识别的训练数据或模型，另一类是患者训练过程中存储的运动或认知状态数据；评价结果数据包括训练过程中的各种评价结果数据。除以上数据外，数据库还可以存储任何与康复相关的其他数据。

2．远程虚拟现实康复系统

典型的远程虚拟现实康复系统的基本组成结构如图 3-8 所示，系统由服务器端和客户端组成。客户端包括患者端和康复医师端，患者端与本地虚拟现实康复系统的组成相似；康复医师端主要通过浏览器或特定的软件，访问患者信息，监控患者训练状态，并及时提供康复指导。服务器端包括一台或多台服务器，用于实现虚拟任务的模拟、数据的分析和存储、患者和康复医师信息的管理等。

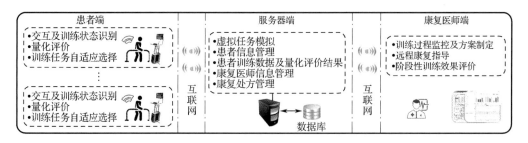

图 3-8　远程虚拟现实康复系统基本组成结构

3. 增强现实康复系统

典型的增强现实康复系统有以下两种组成形式。

（1）基于显示器的增强现实康复系统

基于显示器的增强现实康复系统（见图 3-9）主要由摄像机、处理器和显示器/屏组成。其中，摄像机负责采集真实场景的视频图像，并将其送入处理器；处理器负责交互动作的解析、虚拟场景的生成、虚拟物体和真实场景视频图像的融合，以及康复效果的反馈和评价，既可以是普通的 PC，也可以是嵌入式处理器；显示器/屏负责融合后的增强场景视频图像的显示，既可以是液晶显示器，也可以是手机或平板电脑显示屏。基于显示器的增强现实康复系统具有成本低、构建简单的优势，但沉浸感不强，显示具有延迟，往往体验不佳。

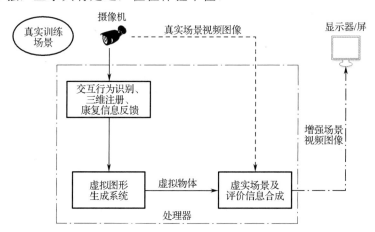

图 3-9　基于显示器的增强现实康复系统

（2）头盔式增强现实康复系统

头盔式增强现实康复系统（见图 3-10）主要由处理器和头盔式显示器组成，其中处理器既可以独立于头盔之外，也可以集成在头盔之中。头盔式显示器又可分为光学透视式和视频透视式。光学透视式显示器内部集成摄像机和显示器，它通过安装在眼前的光学合成器实现虚实场景的融合，并被患者感知，具有分辨率高、没有视觉偏差的优点，但同时也存在定位精度要求高、延迟匹配难、视野窄及价格高的缺陷。视频透视式显示器采用的是基于视频合成技术的穿透式头盔式显示器。它通过安装在头盔上的微型摄像头获取外部真实环境信息，计算机通过场景虚实注册、跟踪和理解，将虚拟信息叠加在摄像机的视频信号上，进行虚实场景融合，最后将融合的场景送入头盔式显示器进行显示，主要优点是不易受强光干扰、视场大、对定位系统的要求较低，缺点是虚实匹配有可能不准确，造成安全隐患。

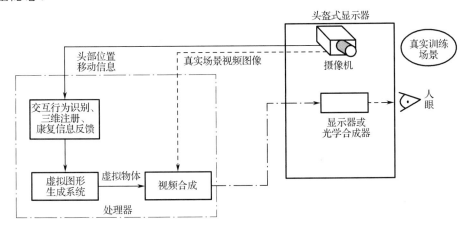

图 3-10　头盔式增强现实康复系统

3.4.2　虚拟现实康复系统的软件设计规范

1．虚拟现实康复系统任务设计原则

针对不同类型的患者，为了获得更好的康复效果，虚拟现实康复软件的设计必须满足以下几项原则。

① 虚拟现实康复模拟任务的设计必须遵守临床康复基本理论和康复的基本原则。以临床康复中的运动疗法、作业疗法、语言疗法、心理疗法和精神疗法等为基础，进行合理的模拟任务设计和程序开发。

② 康复任务中设置的交互方式应该尽可能简单、自然，且能够根据患者的训练状态反馈信息，如肌力、肌张力变化、疲劳程度等，对患者训练状态进行闭环监控和交互式自适应调整，以便及时发现训练状态异常，避免过度训练和二次损伤。

③ 虚拟现实康复模拟任务的设计应遵循由易到难的原则，模拟任务应包含合理的激励措施。这样不仅能够提高患者的积极性，同时也增加了训练的时间、乐趣和科学性，可以大大提高患者的主观能动性，间接提高康复训练的效果。

④ 虚拟现实康复模拟任务要提供足够的训练状态反馈信息。一方面，通过反馈的数据，患者可以在康复训练中及时调整交互方式、任务模式和训练时间，以达到最佳的康复状态；另一方面，康复医师也可以根据反馈的数据来优化训练参数，制定最佳康复方案。

2. 虚拟现实康复系统软件开发流程

整个虚拟现实康复系统的软件开发流程如图 3-11 所示，它包含需求分析、系统设计、编程开发和系统测试 4 个阶段。

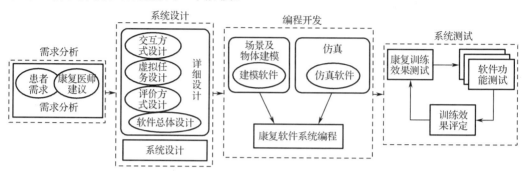

图 3-11　虚拟现实康复系统的软件开发流程图

（1）需求分析

在需求分析阶段，开发者需要广泛调研患者的需求，同时结合康复医师的建议，促使虚拟现实康复系统具有更科学的交互模式、康复训练方式和更合理的评定方法，能够更好地满足各类患者的实际需求，提高康复训练效果。在需求分析阶段，开发者需要用 WORD 或相关的工具软件清楚地列出系统大致的大功能模块，以及大功能模块包含的小功能模块，并且还应列出相关的界面和界面功能。

（2）系统设计

首先，开发者需要对软件系统的设计进行总体考虑，确定三维建模软件、虚拟仿真软件和编程语言。接下来，确定软件系统的基本处理流程、系统的组织结构、模块划分、功能分配、接口设计、运行设计、数据结构设计和出错处理设计等，为软件的详细设计提供基础。在总体设计的基础上，开发者需要进一步进行软件系统的详细设计，需要定义具体的康复评定方法、交互方式、虚拟仿真模拟任务等具体内容，以及评价反馈模块的具体参数，同时需要描述实现具体模块所涉及的主要算法、数据结构、类的层次结构及调用关系，需要列出软件系统各个层次中的每一个程序、模块或子程序的伪代码，以便进行编码和测试。最后，针对康复任务的特殊性，应该充分考虑软件的个体适应性和自适应性，在算法设计方面充分考虑对患者状态的反馈和对非正常康复状态的检测，并制定充分的保护措施。应当保证软件的需求完全分配给整个软件，同时保证交互模块、虚拟仿真模块和评价反馈模块的任务衔接和匹配程度。详细设计应当足够详细，能够根据详细设计报告进行编码。

（3）编程开发

在软件开发阶段，开发者根据系统设计要求，开始具体的程序编写工作，总体分为场景及物体建模和仿真两个部分，场景及物体建模用于实现虚拟现实康复所需要的一切三维模型的构建，仿真主要涉及交互、虚拟任务模拟和评价算法开发。具体地，需要按照详细设计方案，分别实现各模块的功能，从而满足针对目标康复系统的功能、性能、接口、界面等方面的要求。

（4）系统测试

在编程开发完成后，应充分测试编写好的系统。可以先进行各种功能的全封闭测试，通过正常、异常操作确认软件系统的可用性；然后通过不同测试人的体验，对软件的康复训练效果进行测试，确定软件的功能可用性；最后通过招募被试、医院试用或社区试用的方法，对软件进行试用性测试。通过测试，不断对患者的康复训练效果进行评定并对设计的交互方式和模拟任务进行调整。

思考与练习

1．请说明虚拟现实用于康复的主要康复理论依据。

2．虚拟现实康复主要分为哪几种类型，请说明它们之间的区别和联系。

3．虚拟现实主要从哪些方面影响用户的生理活动？

4．请举例说明虚拟现实与康复患者生理活动变化之间的内在联系。

5．虚拟现实康复有哪几种类型的人机交互方式？请运用传感器相关知识设计一种人机交互的技术方案。

6．请说明虚拟现实康复系统的核心组成部分及其各自的作用与功能。

第4章　虚拟现实康复中的人机交互

内容提要

人机交互是虚拟现实技术中实现人机对话的关键信息通道，在虚拟现实康复应用中，既要将通用人机交互技术用于康复训练，同时还要结合康复患者的生理/病理特征进行设计。本章主要介绍肢体关节运动信息的人机交互和神经肌肉活动特征检测的人机交互，同时也将介绍典型虚拟现实康复系统的人机交互设计方法。

4.1　虚拟现实人机交互简介

广义上讲，人机交互技术（Human-Computer Interaction Techniques）是指通过计算机输入/输出设备，以有效的方式实现人与计算机对话的技术。它包括传统人机交互方式和自然人机交互方式两种，传统人机交互方式包括鼠标交互、键盘交互等；自然人机交互方式包括语音交互、手势交互等。对虚拟现实康复应用而言，人机交互不仅体现在由计算机及其外围硬件系统展示给患者的虚拟场景元素，还有患者在康复训练中对虚拟场景的作用和影响，通常是患者所表现出的生理活动、行为特征参数，它们作为虚拟现实系统的输入信息。

在虚拟现实康复中，人机交互技术是连接患者与虚拟任务的桥梁和纽带，是确保患者的运动、认知等生理、心理状态及时被计算机感知的基础，其地位十分重要。一般而言，用于虚拟现实康复的人机交互硬件设备既可以是键盘、鼠标、摇杆、方向盘、操作手柄、触摸屏等传统交互设备，也可以是功能较为丰富的自然交互设备，如数据手套、手势捕获设备、体感设备、智能手环、脑电采集装置、肌电采集装置、力反馈设备等。原则上，一切游戏外设、可穿戴式设备和自然交互设备都可以作为虚拟现实康复的交互设备。

虚拟现实人机交互是指以计算机技术为基础，生成逼真的视、听、触觉一体化且在特定场景范围内的虚拟环境，通过外部设备，用户以自然可操作的方式与虚拟环境中的对象进行指令或信息交互，从而产生置身于真实环境中的体验和感受。为了给用户提供一种更加生动且接近现实的沉浸式体验，虚拟现实需要同时具备高真实感的环境表达和高效的用户和环境之间的信息交换的特征，这其中涉及的人机交互技术包含三维交互、姿势交互、肌电与神经交互、手持移动设备交互、语音交互、力触觉交互和多通道交互技术等。

① 三维交互：虚拟现实中最重要的交互方式之一，相较于二维交互，提供了更多的操作自由度，涉及全新的交互隐喻技术。

② 姿势交互：在虚拟现实中，将用户的身体或肢体运动作为一种重要的输入通

道的交互方式。其中，体感交互是最直接的姿势交互，它利用体感控制器检测、记录身体运动并以此控制虚拟对象进行互动，目前已广泛应用的体感产品有 Kinect、Leap Motion 等。

③ 肌电与神经交互：通讨对肌电信号或脑电信号检测及其运动意图识别，以识别结果控制虚拟对象的交互方式。不断发展的肌电手环及其运动手势识别算法促进了肌电交互应用，近年来发展起来的脑电检测模块和脑电头盔也为脑神经虚拟现实交互提供了新的技术手段。

④ 手持移动设备交互：随着电子信息技术的进步，以手机为代表的手持移动设备集成了相机、GPS、加速度计等不同的传感器，提升了设备对环境和用户行为的感知能力。

⑤ 语音交互：用户通过发布语音命令请求系统执行特定功能，该交互方式解放了用户的双手。

⑥ 力触觉交互：力触觉交互技术在虚拟现实中有着不可替代的作用，相较于传统的视觉交互和听觉交互，它更能使用户产生真实的沉浸感。

⑦ 多通道交互：广义上是指通过文字、语音、视觉、动作、环境等多种方式进行人机交互。在康复领域，更多的是指利用两种或两种以上多源数据之间的互补性实现动作、手势、情感、意识等识别，进而进行人机交互的方法。例如，基于脑电和肌电融合进行运动识别，进而实现虚拟现实康复；基于 Kinect 骨架数据和肌电融合进行手势动作识别，进而实现虚拟现实康复；基于 Kinect 骨架数据、肌电和心电、脑电融合，实现虚拟现实康复系统的设计等。

从生物医学工程技术的角度看，虚拟现实人机交互是利用各种类型的传感检测技术获取用户的生理参数，再通过对生理参数的分析并结合预先设计的映射模式，由生理参数影响和改变虚拟对象的特征和状态，如运动快慢和运动方位等。另外，用户在观察或感受到虚拟对象状态发生改变时，又会根据虚拟对象的状态改变不断调整自身的生理状态参数，以实现其与虚拟对象的人机交互。图 4-1 所示是虚拟现实人机交互的信息传递示意图。

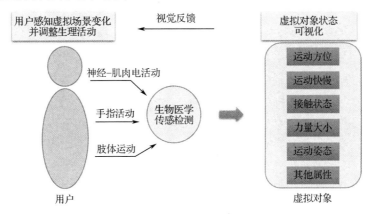

图 4-1　虚拟现实人机交互的信息传递示意图

4.2　手指运动模式及手势识别

4.2.1　手指运动生物力学特征

依靠独特的生理解剖结构和神经肌肉控制，手具有人体最复杂的运动功能。手是多关节器官，由手掌和五指构成。除拇指外，其余每根指都由 3 块指骨和 3 个关节构成，如图 4-2 所示。手的关节包括桡腕关节、腕骨间关节、腕掌关节、掌骨间关节、掌指关节和指骨间关节，这些关节有的能做屈、伸、收、展及环转运动。

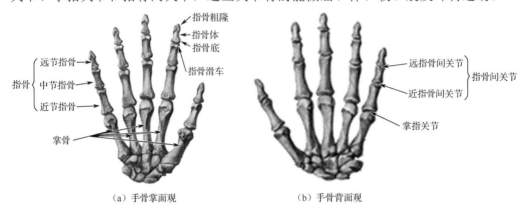

（a）手骨掌面观　　　　　　　　（b）手骨背面观

图 4-2　手的部分骨与关节结构示意图

人手关节主要有如下两种运动形式。

① 屈和伸：组成关节的两骨相互靠拢，其夹角逐渐变小的运动为屈；相反，两骨之间的夹角逐渐变大的运动为伸。

② 内收和外展：手指在内收和外展时，以通过中指中轴的假想线为准，手指向中指中轴靠拢的运动为内收，而手指离开中指中轴的运动为外展。

手部的掌指关节有两个自由度，可以进行屈伸及内收/外展两种运动，而近指骨间关节和远指骨间关节均只有 1 个自由度，只可进行屈伸运动。

4.2.2　基于数据手套的手指运动检测及手势识别

数据手套的概念最早来自美国的 Jaron Lanier 于 20 世纪 80 年代提出的可穿戴式设备，它可检测手部运动数据、反馈手部运动信息，使用者可以通过佩戴数据手套在虚拟场景中实现诸如抓取、触摸、移动物体等动作。作为虚拟现实系统的一种全新的交互手段，数据手套可以检测手部运动信息、定位手部空间位置、测量手指弯曲度等数据。现在主流的数据手套有基于光纤传感器的数据手套、基于磁力计的数据手套、基于加速度传感器的数据手套和力反馈手套。

基于光纤传感器的数据手套采用光电弯曲传感器，可以检测手指关节弯曲角度和指缝间的延展角度，甚至包括手腕的转动和倾斜，适用于有限的简单手势的输入。这类交互检测系统的代表产品是 5DT 数据手套（见图 4-3），它提供了跨平台的数据接口，可获取传感器原始数据和自动校正数据，提供内置校正功能，并提供基本手势的识别。

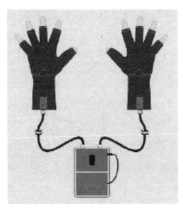

图 4-3　5DT 数据手套

在虚拟现实应用中，建立人手的模型，即虚拟手，并根据从数据手套获取的数据更新各组成部分的相对位置和方位。由于虚拟手的各组成部分是相互关联的，其运动是相互影响和牵连的，各手指的各指段从指根到指尖的运动存在着继承关系。因此，通常需要建立树形拓扑结构。为了表现和控制虚拟手的这种运动特性，可将虚拟手的各组成部分视为不同的对象，并对其所具有的属性和操作进行封装。在如图 4-4 所示的虚拟手模型的树形拓扑结构中，手掌和各手指的指根为第一级子对象，各手指的中部指段为对应指根的子对象，指尖为对应的中部指段的子对象，指尖没有子对象。父对象的运动会带动子对象运动，子对象的运动不会影响父对象的运动。

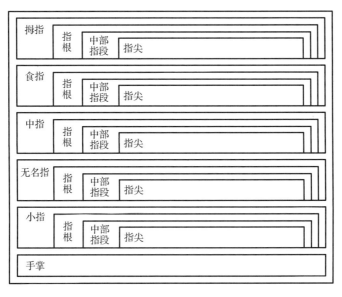

图 4-4　虚拟手模型的树形拓扑结构

4.2.3 手指运动的体感传感检测

为了实现对手指运动参数的检测，国外某公司开发了一款专门捕获手运动的体感控制器——Leap Motion。该设备利用内置的核心部件，即 3 个红外发光二极管，1 片窄带滤光片及 2 个内置摄像头（左右对称），实现从不同角度对手部运动的捕捉。Leap Motion 采用右手笛卡儿坐标系，原点在 Leap Motion 体感控制器的中心，X 轴平行于控制器的长边，Z 轴平行于控制器的短边，两轴位于同一水平面，Y 轴垂直于该水平面，正方向向上，如图 4-5（a）所示。Leap Motion 的可视范围呈倒金字塔形，塔尖在设备中心，工作范围大约在设备前方的 25～600mm。定义人手掌心的法向量为 PalmNormal，切向量为 Direction，如图 4-5（b）所示，通过这两个向量可表示手掌的方位。

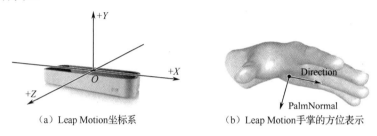

（a）Leap Motion坐标系　　　　　（b）Leap Motion手掌的方位表示

图 4-5　Leap Motion 坐标系与手模型

Leap Motion 程序通过 USB 总线和 Leap Motion 体感控制器相连，应用程序接口由动态链接库提供，为开发的程序提供追踪数据。采集的基本单位是帧，最高检测频率可达 200 帧/秒，平均具有 0.7mm 级的捕获精度。当 Leap Motion 捕捉手运动时，手掌和手指即为 Leap Motion 的追踪对象。

Leap Motion 获取的手部几何数据都会封装在 Hand 实例中，主要包括：

① 手掌位置——识别的手掌掌心的位置坐标；

② 手掌法向向量——垂直于手掌平面的法向量，是一个单位向量，方向从手心指向手掌前方；

③ 手的方向——从手掌指向手指的方向，用一个单位向量表示；

④ 手的左右性——可以判断出是左手还是右手；

⑤ 指尖坐标——手指指尖的坐标位置；

⑥ 手指类别——识别手指的类型；

⑦ 手部骨节信息——骨节前关联端关节的位置坐标和后关联端关节的位置坐标。

手掌位置、手掌法向向量、手的方向等数据均作为 Hand 实例的属性，可以直接获取。

手指运动可以用各关节空间位置的坐标变化来描述其空间运动轨迹、运动速度和加速度等主要运动特征。通过分析手指关节自由度可知，手指的远指骨间关节及近指骨间关节均只有一个自由度，而掌指关节有两个自由度（做屈伸与内收/外展运动）；要识别抓取动作时，掌指关节的屈伸为主要运动，而内收/外展运动并不是很重要，因此在进行数据处理时，将掌指关节的内收/外展运动进行简化。

通过 Leap Motion 传感器可以获取各个指骨的单位方向向量。进一步，手指屈伸运动可看成旋转运动，远指骨间关节及近指骨间关节的旋转角可通过与该关节相连的两指骨的方向向量求解。以食指为例（见图 4-6），远指骨间关节及近指骨间关节的旋转角公式分别为

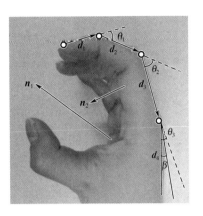

$$\theta_1 = \arccos(\boldsymbol{d}_1 \cdot \boldsymbol{d}_2) \tag{4.1}$$

$$\theta_2 = \arccos(\boldsymbol{d}_2 \cdot \boldsymbol{d}_3) \tag{4.2}$$

图 4-6　手指关节角示意图

掌指关节的内收/外展运动已经进行简化，现在需要求掌指关节在屈伸方向上的旋转角度，即图中的 θ_3。手指的外面 3 个指骨可以构成一个平面，掌指关节在屈伸方向上运动的几何意义为在该平面内近节指骨变化的角度，内收/外展运动的几何意义为近节指骨绕着掌指关节左右摆动的角度。因此可将 θ_3 定义为近节指骨与手指平面和手掌平面相交交线的单位方向向量构成的夹角。设近节指骨平面的法向量为 $\boldsymbol{n}_2$

$$\boldsymbol{n}_2 = \boldsymbol{d}_2 \times \boldsymbol{d}_3 \tag{4.3}$$

设手掌平面法向量为 $\boldsymbol{n}_1$，手掌平面与手指平面交线的单位方向向量为 $\boldsymbol{d}_4$

$$\boldsymbol{d}_4 = \boldsymbol{n}_1 \times \boldsymbol{n}_2 \tag{4.4}$$

可求得掌指关节屈伸的角度值

$$\theta_3 = \arccos(\boldsymbol{d}_4 \cdot \boldsymbol{d}_3) \tag{4.5}$$

基于 Leap Motion 记录的数据，可以得到不同手势的手指运动学参数。图 4-7、图 4-8 所示分别是右手抓握运动时不同手指的近指骨间关节角度、角速度随时间的变化情况，它们具有几乎一致的时间变化过程。

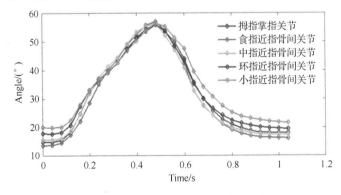

图 4-7　5 个手指近指骨间关节角度图

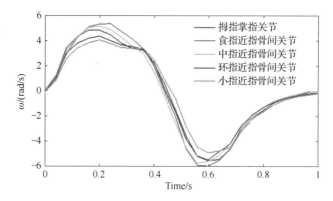

图 4-8　5 个手指近指骨间关节角速度图

4.3　肢体运动模式检测

4.3.1　肢体运动的非接触体感交互检测

体感交互技术是指用户可以直接使用肢体动作与周边的装置或环境互动，无须使用任何复杂的控制设备，便可让用户身临其境地与内容进行互动。

Kinect 是某公司推出的一款融合即时动作捕捉、影像辨识等功能的体感交互设备。它在硬件上集成了红外线发射器、RGB 彩色摄像头、深度摄像头及麦克风阵列多项数据采集设备，其具体分布如图 4-9 所示。其中，红外线发射器和接收器搭配可采集用户的深度图像数据；通过 RGB 彩色摄像头可以采集 1920×1080 像素的彩色图像，并以 30 帧/秒的速率输出彩色图像数据流；通过麦克风阵列可以采集外界用户产生的声音序列。通过以上配置，Kinect 的传感器可以捕捉人体骨骼的位置信息、声音信息等，并通过交互来控制虚拟场景中的虚拟对象。

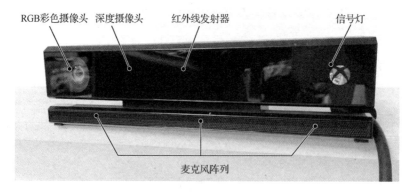

图 4-9　Kinect 内置的图像传感器的分布

Kinect 的仰角控制电机可以调整摄像机的拍摄角度和视野。如图 4-10 所示，从俯视与侧视两个角度展示了 Kinect 的视野范围，图 4-10（a）所示的俯视图中传感器可以在水平线上检测到 57.5°视野范围内的物体，如图 4-10（b）所示的侧视图展示了摄像头本身在竖直范围内的 43.5°视野以及可通过驱动底座控制电机从而额外调整仰角所增加的±27°视野。

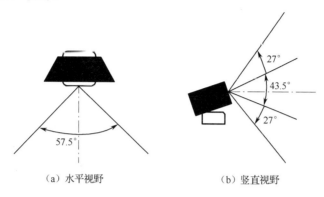

（a）水平视野　　　　　　　　（b）竖直视野

图 4-10　Kinect 的拍摄视野

Kinect 的传感系统采用基于"管线"结构的体系构架，通过其内部配置的 NUI 接口库可为开发者提供 3 类原始数据流，即深度数据流（Depth Stream）、彩色数据流（Color Stream）及音频数据流（Audio Stream）。根据数据流的不同类型，开发者可对数据进行处理并进一步实现骨骼追踪、身份识别、语音识别等功能。如图 4-11 所示为 Kinect 数据流示意图。

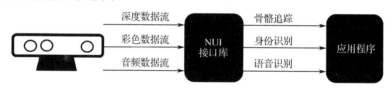

图 4-11　Kinect 数据流示意图

骨骼追踪作为 Kinect 的核心技术之一，是实现体感交互功能的重要基础，它最多可以准确地标定人体的 25 个关节点。骨骼追踪算法通过处理深度图像信息来识别关节点的具体位置。该算法可以通过深度图像中的像素点来评估和判断人体位置，再通过决策树分类器来判断像素点在对应身体部分的可能性进而选拔出最大概率区域。紧接着，通过计算分类器来判断关节点位置的相对位置作为身体的特定部位。最后，根据用户的位置信息对骨架进行标定，从而实现对人体 25 个关节点坐标的实时追踪。

4.3.2　可穿戴式人体运动信息检测

肢体关节运动可以通过姿态检测进行运动过程跟踪和参数测量。一种六轴姿态角度传感器（MPU-6050）广泛用于关节运动信息检测，它可以同时记录加速度及角速度信号，采用动力学解算及卡尔曼滤波算法能够实时求解出模块的当前姿态。在检测跟踪上肢运动时，六轴姿态角度传感器默认 Z 轴方向为竖直向上，X 轴、Y 轴构成的平面平行于水平面，Z 轴角度是相对角度。在实现运动的实时可视化时，需要对人体运动的姿态变换进行解算，根据各种姿态表示方法之间的换算及坐标变换方法，可以解算出上肢的运动情况。传感器可以实时输出当前姿态的欧拉角表示及四元数表示。

（1）欧拉角表示

如图 4-12 所示，欧拉角是载体姿态描述方式中最为直观的一种，因此常用来表示姿态角信息。在空间中，欧拉角描述从一个参考系通过已知的方向，经过一系列基本旋转得到新的参考系的方向的方式。欧拉角的核心思想是，将一次姿态变换的过程用三次旋转来表示，每一次旋转都是绕着某一个直角坐标系进行的，将三个旋转角度构成一个序列，即可表示为欧拉角，其坐标系旋转顺序定义为 $Z—Y—X$，即先绕 Z 轴旋转，再绕 Y 轴旋转，最后绕 X 轴旋转。

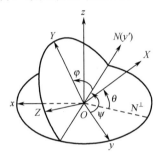

图 4-12　欧拉角定义

欧拉角的三次旋转过程如下。

第一次旋转：Z 轴不动，旋转 ψ 角度，相应的变换矩阵为

$$\boldsymbol{R}_z(\psi) = \begin{bmatrix} \cos\psi & \sin\psi & 0 \\ -\sin\psi & \cos\psi & 0 \\ 0 & 0 & 1 \end{bmatrix} \tag{4.6}$$

第二次旋转：在第一次旋转的基础上，Y 轴为不动轴，旋转 θ 角度，相应的变换矩阵为

$$\boldsymbol{R}_y(\theta) = \begin{bmatrix} \cos\theta & 0 & -\sin\theta \\ 0 & 1 & 0 \\ \sin\theta & 0 & \cos\theta \end{bmatrix} \tag{4.7}$$

第三次旋转：在前两次旋转的基础上，X 轴为不动轴，旋转 φ 角度，相应的变换矩阵为

$$\boldsymbol{R}_x(\varphi) = \begin{bmatrix} 1 & 0 & 0 \\ 0 & \cos\varphi & \sin\varphi \\ 0 & -\sin\varphi & \cos\varphi \end{bmatrix} \tag{4.8}$$

最后可得到姿态矩阵为

$$\boldsymbol{A} = \boldsymbol{R}_x(\varphi)\boldsymbol{R}_y(\theta)\boldsymbol{R}_z(\psi)$$

$$= \begin{bmatrix} \cos\theta\cos\psi & \cos\theta\sin\psi & -\sin\theta \\ \sin\varphi\sin\theta\cos\psi - \cos\varphi\sin\psi & \sin\varphi\sin\theta\sin\psi + \cos\varphi\cos\psi & \sin\varphi\cos\theta \\ \cos\varphi\sin\theta\cos\psi + \sin\varphi\sin\psi & \cos\varphi\sin\theta\sin\psi - \sin\varphi\cos\psi & \cos\varphi\cos\theta \end{bmatrix} \quad (4.9)$$

第一次绕 Z 轴旋转的角度为装置输出的偏航角，第二次绕 Y 轴旋转的角度为装置输出的俯仰角，第三次绕 X 轴旋转的角度为装置输出的滚转角。滚转角的范围虽然是±180°，但实际上由于坐标旋转顺序是 Z—Y—X，在表示姿态时，俯仰角（Y 轴）的范围只有±90°，超过 90°后会变换到小于 90°。

（2）四元数表示

四元数是一个四维矢量，由 4 个元素构成。它可以用来表示刚体在三维空间中的姿态。如图 4-13 所示。三维直角坐标系 $O\text{-}X_bY_bZ_b$ 可以认为是由 $O\text{-}X_nY_nZ_n$ 坐标系围绕向量 $\boldsymbol{n}_r$ 旋转 θ 角度而得到的。

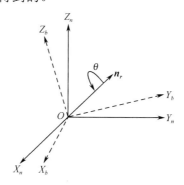

图 4-13　$O\text{-}X_nY_nZ_n$ 坐标系通过围绕向量 $\boldsymbol{n}_r$ 旋转 θ 角度得到 $O\text{-}X_bY_bZ_b$

在单位时间间隔 Δt 内，假设刚体角速度为 $\boldsymbol{\omega}$，则该转动轴的方向 $\boldsymbol{e}$ 及绕该轴转过的角度 φ 分别为 $\boldsymbol{e} = \dfrac{\boldsymbol{\omega}}{|\boldsymbol{\omega}|}$，$\varphi = |\boldsymbol{\omega}\Delta t|$

相应的四元数表达式为

$$\boldsymbol{q} = (q_0, q_1, q_2, q_3)^{\mathrm{T}} = \begin{bmatrix} q_0 \\ \boldsymbol{q} \end{bmatrix} = \begin{bmatrix} \cos\dfrac{\varphi}{2} \\ \boldsymbol{e}\sin\dfrac{\varphi}{2} \end{bmatrix} \quad (4.10)$$

满足约束条件

$$q_0^2 + q_1^2 + q_2^2 + q_3^2 = 1 \quad (4.11)$$

以超复数形式表示为

$$\boldsymbol{q} = \cos\frac{\varphi}{2} + \mathrm{i}\sin\frac{\varphi}{2} + \mathrm{j}\sin\frac{\varphi}{2} + \mathrm{k}\sin\frac{\varphi}{2} \quad (4.12)$$

满足约束条件：$\mathrm{i}^2 = \mathrm{j}^2 = \mathrm{k}^2 = -1$；$\mathrm{ij} = -\mathrm{ji} = \mathrm{k}$；$\mathrm{jk} = -\mathrm{kj} = \mathrm{i}$；$\mathrm{ki} = -\mathrm{ik} = \mathrm{j}$。

利用三角函数公式：$\cos\varphi = 2\cos^2\dfrac{\varphi}{2} - 1$，$\sin\varphi = 2\sin\dfrac{\varphi}{2}\cos\dfrac{\varphi}{2}$，可将四元数转换成

姿态矩阵

$$A = \begin{bmatrix} q_0^2 + q_1^2 - q_2^2 - q_3^2 & 2(q_1q_2 + q_0q_3) & 2(q_1q_3 - q_0q_2) \\ 2(q_1q_2 - q_0q_3) & q_0^2 - q_1^2 + q_2^2 - q_3^2 & 2(q_2q_3 + q_0q_1) \\ 2(q_1q_3 + q_0q_2) & 2(q_2q_3 - q_0q_1) & q_0^2 - q_1^2 - q_2^2 + q_3^2 \end{bmatrix} \quad (4.13)$$

四元数与欧拉角一样，都是用来描述刚体在三维空间中的姿态的。用欧拉角描述姿态更简洁易懂，但是欧拉角存在万向节死锁（Gimbal Lock）的问题，限制了姿态描述的空间范围。而四元数完美地克服了该问题，它将三维空间的问题延伸到了四维空间，实现了全姿态解算。因此，通常选用装置解算出的四元数来进行之后的数据转换。由于利用欧拉角可以较直观地观测载体角度的变化，因此可以检测每个轴的旋转角度。肘关节屈伸运动角度图如图 4-14 所示。

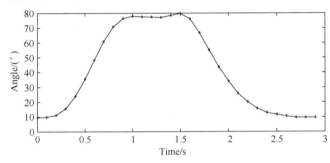

图 4-14　肘关节屈伸运动角度图

4.4　神经肌肉信息检测及模式识别

上述手指运动和肢体运动的虚拟现实人机交互立足于用户关节运动生理信息与虚拟对象之间的映射关系，用户身体或局部的可见运动（空间位移）是人机交互的关键。在神经康复中，另一种更复杂的人机交互要求用户神经系统（含骨骼肌）产生特有的激活模式，并以此驱动和控制虚拟对象。

4.4.1　神经信息解码及虚拟现实交互

一般地，基于手指、肢体运动行为的虚拟现实人机交互是在肢体关节运动学参数或运动模式上与虚拟对象之间建立了直接的映射关系，用户运动参数变化将通过信息接口直接影响和改变虚拟对象。以虚拟对象的运动控制为例，用户运动意图不仅表现在肢体关节的运动模式上，还表现在特定的神经（肌肉）激活及其电生理活动特征上。因此，需要通过对神经肌肉活动信息中的运动意图进行解码以驱动和控制虚拟对象的状态或运动过程。如图 4-15 所示是基于神经信息解码的虚拟现实康复系统的基本组成。

其中，在虚拟现实交互中，神经肌肉电生理信号被实时检测，通过时域、频域及时频域或变换域的信号分析方法，提取当前状态下神经肌肉电活动特征参数，再通过分类和模式识别算法判别用户运动意图，并以此驱动和控制虚拟场景中的目标对象，包括运动模式、运动快慢等运动学特征，以及力量大小及动态变化过程等动力学特征。

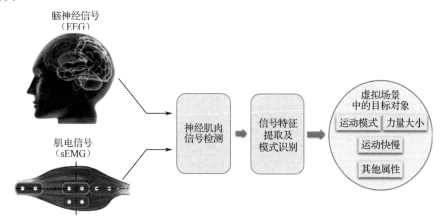

图 4-15　基于神经信息解码的虚拟现实康复系统的基本组成

4.4.2　肌电信号检测及运动意图识别

基于肌电信号的交互技术就是通过在相应肌群上采集到的肌电信号对不同人体动作进行识别，并用识别结果控制外围设备。基于肌电信号的交互技术目前已被广泛应用于虚拟现实、康复医疗、智能控制等领域，是智能交互领域的研究热点，目前已开发了更适合人机交互的肌电手环等产品。

1. 肌电信号检测原理

肌肉作为运动系统的重要组成部分，它的兴奋与收缩是骨骼肌最基本的机能，也是肌电信号形成的基础。人体中每个肌细胞（又称肌纤维）都受到来自运动神经元轴突分支的支配，只有当支配肌肉的神经纤维兴奋时，动作电位通过神经传递给肌肉，才能引起肌肉的兴奋。一个单独的运动神经元能够支配多个肌纤维，但每个肌纤维只能被一个运动神经元支配。一个单独的运动神经元和它所控制的肌纤维组成的兴奋收缩偶联单位称为一个运动单元。当一个运动单元受到刺激时，肌纤维产生并传导电冲动，最终导致肌肉收缩。因此，肌电信号实际直接反映了运动神经指令，也常作为一种重要的神经接口信号，被广泛应用于临床神经肌肉系统状态评估、生物反馈、假肢控制、康复治疗及临床诊断等方面。如图 4-16 所示是肌电信号形成的生理基础。

2. 肌电信号特征分析及运动模式识别

肌电信号是一种微弱的随机生理信号，直接记录的肌电信号需要经过预处理、特征分析、模式识别 3 个主要环节才可实现对运动意图或运动模式的识别。

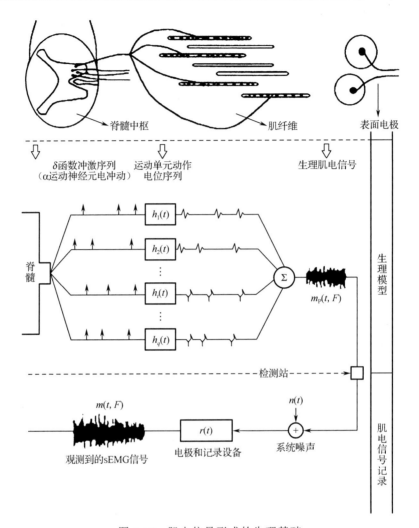

图 4-16　肌电信号形成的生理基础

（1）预处理

表面肌电信号的幅值一般为 50～2000μV，非常微弱，在利用电极完成信号提取、采集和传输的过程中，会引入很多不同种类的噪声；同时，表面肌电信号的有效频率范围一般为 20～500Hz。因此，预处理环节主要对原始肌电信号进行带通滤波、50Hz 陷波（抑制工频干扰）。

（2）特征分析

肌电信号特征分析的主要目标是从肌电信号中得到更能反映肌电活动模式的特征参数，先后提取出时域特征、频域特征、时频域及变换域特征。其中，时域特征包括绝对均值（MAV）或平均绝对偏差（Mean Absolute Deviation，MAD）、均方根（RMS）、过零点数（Zero Crossing，ZC）、斜率符号变化（Slope Sign Changes，SSC）、波形长度（Waveform Length，WL）、积分肌电等。频域特征包括中值频率、中位频率等。小波分解、经验模态分解、独立分量分析也广泛用于获得肌电信号的时频域及变换域特征。

（3）模式识别

经过上一步特征分析后，将所有类别的特征值构建成训练数据并作为特征向量，输入分类器中构建训练模型，并用测试数据测试其分类精度，得到最终分类识别结果，该结果用于目标动作的解码，输出控制命令。一些常见的分类器和回归分析方法有线性判别分析（Linear Discriminant Analysis，LDA，也称线性判别分类器）、模糊分类器（Fuzzy Classifier）、支持向量机（Support Vector Machine，SVM）、人工神经网络（Artificial Neural Network，ANN）等，它们的优缺点比较如表 4-1 所示。

表 4-1　不同分类器的优缺点比较

种　类	优　点	缺　点
线性判别分类器	技术较为成熟，具有很强的抗干扰能力	当模式类型较为复杂时，识别能力较弱
模糊分类器	隶属密度函数可以分别针对整体或主体的特征，对样本要求较低，允许有一定程度的畸变、干扰	隶属密度函数的获取存在一定的困难
支持向量机	算法复杂度和特征样本的维数没有关系，具有较好的鲁棒性	只是简单的二分模型，当遇到多个类型时需要借助多个分类器完成
人工神经网络	具有较强的自学能力；能够对较为复杂的非线性模型完成精确的分类	算法复杂度较大，耗时较长

4.4.3　脑神经信号检测及虚拟现实交互

脑电信号（EEG）是由脑神经活动产生并且始终存在于中枢神经系统的自发性电位活动，含有丰富的脑活动信息，是脑研究、生理研究、认知研究、临床脑疾病诊断等的重要手段。在虚拟现实康复研究中，人们多采用脑机接口（Brain-Computer Interface，BCI）技术在人与外部设备间建立直接连接通路，而通过脑机接口技术实现脑与外部设备的交互称为脑机交互。

1. 脑电信号检测原理

脑是哺乳动物中枢神经系统的最高级部位，约有 140 亿个神经元和 100 万亿个神经突触及胶质细胞，它们组成了结构复杂的脑神经网络，大量神经元同时出现突触后电位变化形成了可被检测的脑电信号。脑电信号产生于大脑内部，但常用的脑电信号检测通常在头皮中进行采集，因而脑电信号往往具有以下特点。

① 脑电信号幅值较小，背景噪声的干扰非常严重。在头皮中采集的脑电信号其幅值大小通常为 0.1～300μV。同时，由于 50Hz 工频干扰、肌电信号、心电信号及眼电信号干扰等带来的背景噪声，使得原始脑电信号的成分较为复杂。因此，脑电信号预处理是脑电信号特征分析的关键。

② 脑电信号具有明显的非平稳特性，有很强的随机性。这是因为大脑具有很强的自适应性，使得脑电信号随时间变化呈现非平稳特征。

③ 脑电信号具有非线性特性。机体组织的自我调节及自适应机制导致脑电信号

呈现非线性特征，这对传统的基于线性理论的信号分析技术提出了挑战。因此，在脑电信号的处理过程中应关注如何尽量减小其非线性特性的影响。

④ 脑电信号具有显著的频域特性。因此，脑电信号的频域分析一直是脑电信号分析研究的重点。

⑤ 脑电信号具有特定的节律特性。根据频率可以将其划分成 δ、θ、α、β、γ 波等，具体如表 4-2 所示。

表 4-2　脑电信号节律分布

频率/Hz		幅值/μV		意　义	波　形
δ 波：0.5～3	慢	20～200	高	睡眠、疲劳	
θ 波：4～7		100～150		困倦	
α 波：8～13		20～100		清醒	
β 波：14～30		5～20		紧张活动	
γ 波：>30	快	0～10	低	认知	

国际脑电图与临床神经科学学会（ECNS）制定了统一的 10-20 国际脑电记录系统（见图 4-17），常用的 64 导或 128 导电极帽也是根据 10-20 系统扩展而成的。在此系统中，在头皮表面放置 21 个电极，电极的位置由图 4-17 所示方式确定：参考点为鼻根（鼻子的最上部，与眼睛齐平）和枕骨隆突（脑后枕骨外的突出部分）。以这两个点和头顶中央构成一个横断面，以该横断面的边界为中心线，分别平行和垂直于该中心线将大脑曲面以 10%和 20%的间隔进行切分，电极沿着这些交汇点等距离放置。

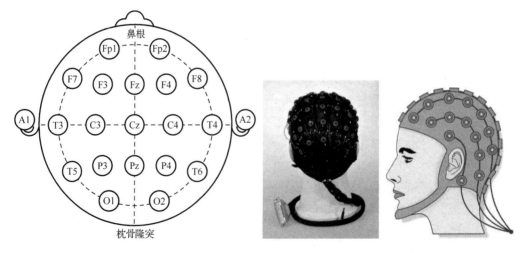

图 4-17　标准 10-20 国际脑电记录系统

脑电信号可分为自发脑电和诱发脑电。自发脑电是指无特定外部刺激时的脑神经电活动变化，可用于诊断癫痫、脑肿瘤，也常为脑损伤、脑血栓、脑发育异常等疾病的诊断、预后和治疗提供重要临床信息，此外还用于睡眠、麻醉状态的监护；诱发脑电是指人体受到特定刺激后引起的脑神经电活动变化，又称为诱发电位（Evoked Potentials，EP）或事件相关电位（Event-related Potentials，ERP），常见的有听觉诱发电位、视觉诱发电位、体感诱发电位 3 种类型，诱发电位在神经系统异常的诊断、听觉/视觉功能评价等方面有广泛的临床应用价值。近年来，脑电信号广泛用于脑机接口。

2．脑电信号特征分析

经过长期发展，研究人员已经提出了多种脑电信号分析处理方法。20 世纪 60 年代，研究人员提出了快速傅里叶变换、信号分段和谱平均法等方法用于处理脑电信号。脑电信号作为一种随机信号，除采用在频域中进行谱分析外，时间序列分析、参数模型法等时域处理方法也逐渐应用于脑电信号的分析处理，并且具有更强的脑电特征提取能力。近年来，小波变换、神经网络分析、混沌分析等新的信号技术也开始用于脑电信号的分析处理。总体而言，脑电信号的常用分析方法主要有以下几类。

① 时域分析方法。脑电信号的时域分析可提取脑电时域特征，如特征电位潜伏期。通常可用方差分析、相关分析、峰值检测和过零点检测等时域分析方法。

② 频域分析方法。通过脑电功率谱分析可以提取脑电信号的频域特征进行分析，如经典谱估计（周期图）法和现代谱估计（参数模型谱估计）法等。

③ 时频分析方法。20 世纪 80 年代发展起来的小波变换是针对非平稳信号的新时频分析法。小波变换等时频分析法正适用于非平稳性质的脑电信号分析。发展至今，脑电信号的时频分析已经较为成熟，并取得了许多成果，是目前重要的发展方向之一。

④ 非线性分析方法。该方法基于非线性动力学分析，用于提取脑电的非线性特征。常用的有复杂度分析、Lorentz 散点图、关联维数 D2、Komogrove 熵、Lyapunov 指数等。

⑤ 多维统计分析方法。该方法与时域、频域分析方法有本质的区别，其特点是可以同时分析多个通道的脑电信号，有助于脑电信号的噪声分离，提高脑电信号特征提取的质量。常用的方法有主分量分析（Principal Component Analysis，PCA）、因子分析（Factor Analysis，FA）和独立分量分析（Independent Component Analysis，ICA）等，其中独立分量分析是 20 世纪 90 年代中期发展起来的多维统计分析方法，独立分量分析在对非高斯信号研究的基础上，以假设信号各个成分各自独立为前提，可以对多个信号进行混合后再进行独立源信号分离，从而消除噪声信号。独立分量分析法是现代统计信号分析理论的最新成果，适用于多导脑电信号的统计分析。

4.5 虚拟现实康复系统的人机交互设计

除简单情况外，虚拟现实康复的人机交互并非是用户生理参数与虚拟对象的点对点映射关系，它还需要进行特定的算法分析和信号特征识别，同时也要针对不同的虚拟场景来设计用户对虚拟对象的驱动和控制策略。

4.5.1 虚拟现实人机交互算法设计

人机交互算法的设计对于虚拟现实康复任务来说至关重要。对于运动功能障碍康复系统，人机交互算法主要涉及动作、手势识别等问题，所应用的信号包括体感设备、加速度计或陀螺仪采集的人体运动信号，肌电信号采集装置获得的人体不同部位的肌电信号，以及脑电信号采集装置获得的运动想象脑电信号。对于认知功能障碍康复系统，人机交互算法主要涉及情感、语音、情绪、眼动等识别问题，所应用的信号包括摄像头采集的人的视频信号、脑电信号采集装置获得的人体不同脑区的脑电信号、麦克风阵列采集的语音信号，以及为完成特定任务而采集的键盘、方向盘等外部设备的反应信息。

动作、手势、情感、情绪等的识别问题在计算机视觉领域已有很长时间的研究，涉及的算法众多。根据输入信号种类的不同，可分为单模态和多模态信号识别方法。

（1）单模态信号识别

对于单模态信号，如图像、视频、骨架、肌电信号或脑电信号等，典型的识别方法可分为两类。一类是基于传统模式的识别方法；另一类是基于深度学习的端到端识别方法。传统模式的动作、手势、情感、情绪等的识别流程可以描述为单模态数据采集、预处理、特征提取和基于机器学习算法（如 K 近邻算法、SVM 算法或随机森林算法等）的分类 4 个阶段；基于深度学习的端到端识别方法则只需要将标注好的数据输入设计好的深度学习算法模型，就可以输出对应的识别结果。两种识别方法的框架图如图 4-18 所示。

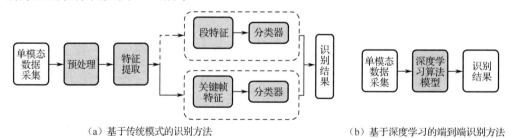

（a）基于传统模式的识别方法　　　　　　（b）基于深度学习的端到端识别方法

图 4-18　两种单模态信号识别方法框架

两种识别方法在虚拟现实康复交互任务的实现中有着各自的优缺点。基于传统模式的识别方法由于可以直观地获得可解释性特征，对于后续的康复效果评价具有积极作用，但如果特征提取的准确度不高，则有可能造成误识别。端到端的深度学习算法，只要训练数据标注得足够准确，并且采集的样例足够多，就可以获得令人满意的结果，但是由于无法获得可解释性特征，无法对所识别内容进行及时准确的反馈和评价，对康复训练任务较为不利。

（2）多模态信号识别

多模态是指两个或两个以上模态的各种形式的组合。多模态信号融合识别的目的是利用不同模态信号之间的信息交叉、互补的现象，得到丰富的特征信息和更好的识别结果。多模态信号识别与单模态信号识别的不同之处主要在于多模态信号融合，如将动作骨架数据与肌电信号融合，或将肌电信号与脑电信号融合等。多模态信号融合分为特征级融合和决策级融合。特征级融合是指通过提取不同源信号的互补性特征建立特征集后，再根据传统的机器学习方法进行识别；决策级融合则是在识别方法级别对不同的分类算法进行融合。如图 4-19 所示是两种不同策略的多模态信号识别框架。

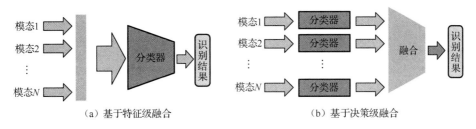

图 4-19　多模态信号识别框架

4.5.2　虚拟现实上肢运动交互控制设计

上肢运动交互是虚拟现实上肢康复的关键技术环节，一方面需要在虚拟场景中构建上肢可视化模型，另一方面还要通过传感器监测用户上肢运动行为，并以其关节运动生理参数驱动和控制虚拟场景中的上肢模型运动。

1. 上肢建模与虚拟场景构建

人体上肢在运动过程中，当一个关节运动时会带动其他关节一起运动，可知关节之间存在一定的依附关系，这种关系称为父子关系。在运动过程中，父节点的运动会带动子节点一起运动，而子节点的运动不会影响父节点的运动，子节点本身也可以作为其他节点的父节点，从而构成了层次化的结构。如图 4-20 所示为虚拟上肢的层次结构图。

虚拟上肢共由 34 个造型节点构成，分为 17 个骨骼模型（上臂、前臂、手掌、14 块指骨）及 17 个关节模型（肩关节、肘关节、腕关节、14 个手部关节）。图 4-21 给出了部分关节坐标系示意图。根据对人体上肢层次结构的分析，采用多坐标系结合局部坐标系的方法构建虚拟上肢系统。多坐标系是针对同一父坐标系创建的，每个掌指关节以手掌节点为父坐标系组成局部坐标系，其余采用多坐标系层层嵌套。图 4-21 中各坐标系的定义如表 4-3 所示。

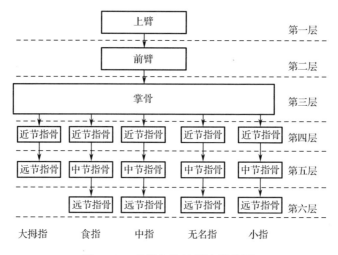

图 4-20　虚拟上肢的层次结构图

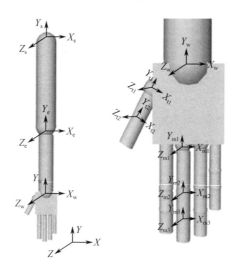

图 4-21　虚拟上肢部分关节坐标系

表 4-3　图 4-21 中各坐标系定义

坐 标 系	定 义
$X_s Y_s Z_s$	肩关节局部坐标系
$X_e Y_e Z_e$	肘关节局部坐标系
$X_w Y_w Z_w$	腕关节局部坐标系
$X_{t1} Y_{t1} Z_{t1}$	大拇指掌指关节局部坐标系
$X_{t2} Y_{t2} Z_{t2}$	大拇指远指骨间关节局部坐标系
$X_{m1} Y_{m1} Z_{m1}$	中指掌指关节局部坐标系
$X_{m2} Y_{m2} Z_{m2}$	中指近指骨间关节局部坐标系
$X_{m3} Y_{m3} Z_{m3}$	中指远指骨间关节局部坐标系

在虚拟上肢模型的基础上，导入人体其他部位模型与虚拟上肢进行装配，同时将人物模型、桌子模型、椅子模型等模块导入虚拟场景中。在 3ds Max 中利用"镜像"功能将已经搭建好的右侧上肢模型复制为左侧上肢模型，然后与人体模型进行装配。对于不同的训练，所需要的视角会发生变化，因此设置了近景、后视、右视等不同的视角，如图 4-22 所示。当关注点在手部运动时，可以切换到近景；当关注上肢大关节运动时，可以切换到其他所需的视角；当程序运行时，可以通过视角选择框随时切换所需视角下的场景，如图 4-22 所示。

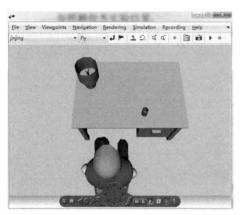

（a）近景模式

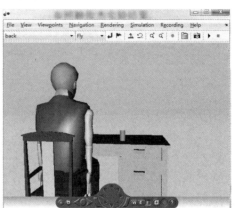

（b）后视模式

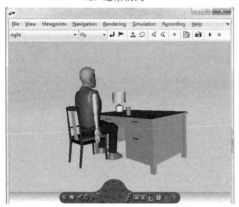

（c）右视模式

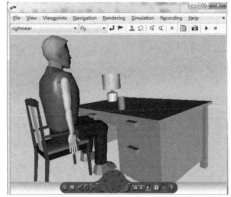

（d）右视近景模式

图 4-22　不同视角场景

2．虚拟现实上肢运动交互控制

虚拟上肢的运动是由每个关节节点的旋转实现的。以 V-Realm Builder 2.0 平台为例，节点的 rotation 域用于设定变换后新坐标系相对原始坐标系进行旋转的旋转轴及旋转角度，它可以由一个四元矢量 (x, y, z, θ) 表示。通过 rotation 域的取值可以定义关节坐标系的旋转，随着 rotation 域值的不断改变，其各个子节点的坐标系将会发生旋转，从而可以形成上肢各个部位的不同姿态的变换，完成虚拟上肢的运动。

以上肢的腕关节为例，腕关节在 t_0 时刻为初始姿态 $[x_0, y_0, z_0, 0]$，在 t_1 时刻完成背屈、掌屈、外展动作对应的姿态控制矢量如表 4-4 所示，对应的腕关节姿态如图 4-23 所示。

表 4-4　姿态控制矢量

动　作	x	y	z	θ
背屈 30°	1	0	0	30°
掌屈 30°	1	0	0	−30°
外展 30°	0	0	1	30°

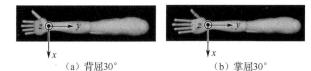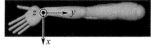

（a）背屈30°　　　　　　　（b）掌屈30°　　　　　　　（c）外展30°

图 4-23　腕关节姿态

在 t_0 时刻及 t_1 时刻输入定义的两个控制矢量，在 t_0、t_1 时刻之间，系统会通过均匀插值，实现到目标位置的运动，因此给定两个姿态矩阵的单步控制是匀速运动，通过改变 t_0、t_1 时刻的差值，可实现不同速度的匀速运动。

在实现运动的实时可视化时，需要对人体运动的姿态变换进行解算，根据各种姿态表示方法之间的换算及坐标变换方法，可以解算出上肢的运动情况，将解算出的结果与三维模型进行对接，得到三维模块姿态控制需要的参量，可实现实时驱动上肢关节运动。图 4-24 所示是利用传感器检测到的肩关节［见图 4-24（a）］、腕关节［见图 4-24（b）］位置姿态在虚拟场景中的同步再现。

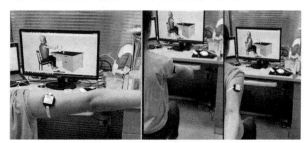

（a）检测肩关节位置姿态

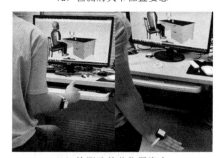

（b）检测腕关节位置姿态

图 4-24　六轴姿态角度传感器检测上肢关节运动并在虚拟场景中重现

对于上肢多关节、多自由度的运动生理结构，刚体假设理论把人体上肢等效为由 3 根刚性连杆组成、连杆与连杆之间通过关节进行连接的多刚体上肢系统，3 根刚性连杆分别代表上臂、前臂和手掌。上肢各肢体的运动均视为绕关节的转动，各方向的转动轴相交于关节处。由于人体上肢的构成比较复杂，为了较完整地表示人体上肢的运动姿态，假设肩关节、肘关节和腕关节都是三柱面转动副 3R 关节。如图 4-25 所示，分别在上臂、前臂和手掌上安装姿态检测单元，以连杆为载体，通过获取载体上姿态检测单元的运动姿态参数，进而对人体运动姿态数学模型进行求解，以此来描述连杆间的运动及位置关系。

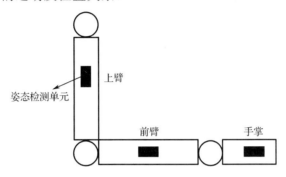

图 4-25　人体上肢刚体模型

如图 4-26 所示，为了将放置在上臂、前臂、手掌上的姿态检测单元检测到的参数映射到虚拟上肢，为每个关节建立相应的局部坐标系，初始状态都与基础坐标系重合，基础坐标系为 $O_0X_0Y_0Z_0$，上臂初始坐标系为 $O_1X_sY_sZ_s$，前臂初始坐标系为 $O_2X_eY_eZ_e$，手掌初始坐标系为 $O_3X_wY_wZ_w$。上臂的运动可以看作上臂在基础坐标系 $O_0X_0Y_0Z_0$ 上的运动；前臂的运动可以看作前臂在坐标系 $O_1X_sY_sZ_s$ 上的运动；手掌的运动可以看作手掌在坐标系 $O_2X_eY_eZ_e$ 上的运动。而在上臂、前臂、手掌上的姿态检测单元测得的都是运动在基础坐标系 $O_0X_0Y_0Z_0$ 上的投影。要控制虚拟上肢运动，需要知道各个关节的运动，可通过姿态检测单元给出的四元数求解关节的旋转矩阵。

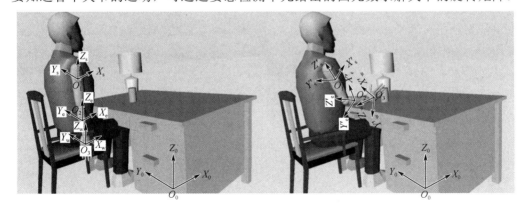

图 4-26　上肢运动示意图

以完成取茶杯的运动任务为例，将图 4-27 所示的肘关节屈伸角度变化数据重采样为姿态控制矩阵（不同时刻的角度参数），即可实现对虚拟场景中肘关节运动的交互控制。

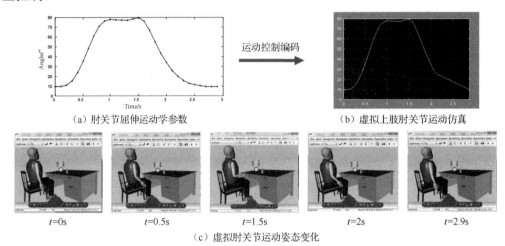

（a）肘关节屈伸运动学参数

运动控制编码

（b）虚拟上肢肘关节运动仿真

$t=0s$　　　　$t=0.5s$　　　　$t=1.5s$　　　　$t=2s$　　　　$t=2.9s$

（c）虚拟肘关节运动姿态变化

图 4-27　肘关节屈伸运动的虚拟现实交互控制

4.5.3　虚拟现实康复训练的运动代偿自适应调整

代偿运动状态，是用户在完成训练的过程中在运动功能有所欠缺的情况下，无意识地产生身体代偿的不正确的运动方式，这种运动方式的出现对患者的康复是无意义的。因此，为了减小甚至是消除代偿运动状态在训练中带来的负面影响，系统需要监测和识别代偿运动状态并通过目标物位置的调整保障康复训练的效果。代偿运动通常是由于上肢的远端关节运动功能不足，患者在不自觉地训练过程中利用躯体的偏移、近端关节的运动带动远端关节到达目标物体，因此在上肢训练过程中系统需要监测躯体的倾斜角度以识别肩关节在相关训练中代偿运动的状况。一方面，系统通过监测目标训练关节的角度来规范训练动作，以保障即使患者通过代偿的方式触碰到目标物体，但是若运动角度未能达标则系统判断训练任务失败；另一方面，通过监测脊柱的侧倾和后倾角度，根据该参数计算目标物体在代偿运动模式下的位置，并在虚拟场景中使目标物体位置产生相应调整以保障其视觉反馈和引导作用，其机制如图 4-28 所示。

经过测试，当躯体倾斜角度超过 15°时，目标运动角度下的目标物体位置的误差会对训练效果产生负面影响。

1. 肩外展运动下的代偿状态

当患者在完成单侧的肩关节外展运动时，由于患者运动能力不足，为了完成对目标物体的触碰，在训练过程中常伴随躯体侧倾的代偿姿势。因此系统需要实时监测脊柱向量在坐标系下 XY 平面上与地面法向量的角度 α（身体侧倾角度）。利用 Vector3.Project 来计算向量在 Z 轴上的投影，向量本身减去此投影向量则为在 XY 平面上的向量，再计算得到的向量与向量（0,1,0）之间的角度 α。

当系统检测到角度 $\alpha > 15°$ 时，则判定患者当前的体态会影响训练效果。此时，系统使目标物体的位置根据倾斜角度参数进行调整，以保证患者必须完成规定角度范围的运动才能触碰到预设的目标物体。目标物体位置在局部坐标系中的坐标随 α 的变化由

$$(L_3 + \sin\theta(L_1 + L_2) \quad L_4 - \cos\theta(L_1 + L_2) \quad 0)$$

转移至

$$\begin{pmatrix} L_3\cos\alpha - L_4\sin\alpha + (L_1 + L_2)\cos\left(\alpha + \theta - \dfrac{\pi}{2}\right) \\ L_4\cos\alpha + L_3\sin\alpha + (L_1 + L_2)\sin\left(\alpha + \theta - \dfrac{\pi}{2}\right) \\ 0 \end{pmatrix}$$

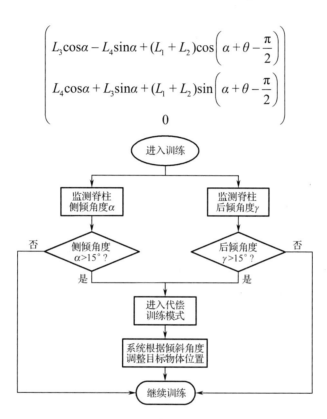

图 4-28　代偿自适应调整机制

2．肩屈曲运动下的代偿状态

当患者完成肩关节的屈曲运动时，由于患者运动能力的不足，为了完成对目标物体的触碰，在训练过程中常伴随躯体后倾的代偿姿势。因此系统需要实时监测脊柱向量在 YZ 平面上与地面法向量之间的角度 γ（身体后倾角度）。利用 Vector3.Project 来计算向量在 X 轴上的投影，向量本身减去此投影向量则为在 YZ 平面上的向量，再计算得到的向量与向量（0，1，0）之间的角度 γ。

当系统检测到 $\gamma > 15°$ 时，标志着患者正处于代偿运动状态，系统自动根据 γ 参数调整目标物体的位置由

$$(L_3 \quad L_4 - \cos\theta(L_1 + L_2) \quad \sin\theta(L_1 + L_2))$$

转移至

$$\begin{pmatrix} L_3 \\ L_4\cos\gamma + L_3\sin\gamma + (L_1 + L_2)\sin\left(\gamma + \theta - \dfrac{\pi}{2}\right) \\ L_3\cos\gamma - L_4\sin\gamma + (L_1 + L_2)\cos\left(\gamma + \theta - \dfrac{\pi}{2}\right) \end{pmatrix}$$

通过上述两种代偿运动修正方式，系统一方面可以检测出患者的不正常运动姿态并给予提醒警告，另一方面会自适应地调整目标物体的位置，以保证只有完成相应角度的运动才可触碰到目标物体，减小甚至消除代偿运动给康复训练效果带来的负面影响。

自适应调整机制的实现体现了虚拟现实康复训练系统的新"I"特性，即智能性。其调整方式进一步保障了训练处方对康复患者的有效性，减小外部原因对训练产生的负面影响，从而改善康复效果。

思考与练习

1．请说明生物力学交互的虚拟现实康复应用价值及其实现途径。

2．请说明神经信息检测在虚拟现实康复人机交互中的重要意义及其典型应用。

3．以上肢虚拟现实康复为例，请说明人机交互过程中现实对象与虚拟场景之间的映射关系和映射过程。

4．以运动代偿自适应调整为例，简要说明智能化虚拟现实康复系统的典型特征与技术实现方法。

第 5 章 虚拟现实技术的肢体运动康复应用

内容提要

运动康复是虚拟现实技术的重要应用方向。本章将在介绍运动康复基本知识的基础上，学习上肢康复虚拟现实系统参数设计方法，基于力触觉反馈的腕关节运动康复系统设计，下肢虚拟现实康复系统、平衡功能康复系统的设计方法，以及虚拟现实与机器人结合的运动康复系统。

5.1 运动康复基本知识

用于运动康复的虚拟现实系统的设计需要充分运用人体运动生物力学特性和临床康复的基本规范。本节首先介绍运动康复生物力学的基础知识，再进一步介绍上、下肢运动康复训练临床操作规范，以及平衡功能康复的相关知识。

5.1.1 运动康复生物力学基础

人体运动是自然界最复杂的力学过程之一，它是神经、肌肉、骨骼、关节及外在环境条件协同作用的结果。人体运动生物力学旨在阐明人体在外力和内部受控肌力作用下的运动规律，并指导和服务于临床康复和运动健康。

1. 骨生物力学特性

骨骼最重要的力学特性是其自身的强度和刚度，主要由组成骨骼的骨密质和骨松质等主要成分决定。图 5-1 所示为骨密质的应力-应变曲线，从图中可以看出，在弹性范围内，载荷引起的形变是可恢复变形；一旦超过屈服临界点，将引起不可恢复的永久变形。刚度是弹性范围内应力-应变曲线的斜率，又称为弹性模量。在正常生理活动中，骨骼受力有拉伸、压缩、弯曲、剪切、扭转和复合载荷等类型。

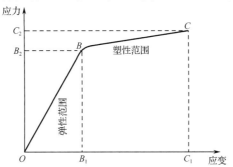

B-屈服临界点；C-极限断裂点；B_1-屈服应变；B_2-屈服应力；C_1-极限应变；C_2-极限应力

图 5-1 骨密质的应力-应变曲线

2．肌肉生物力学特性

普遍接受的骨骼肌的力学模型是由英国著名生理学家希尔提出的三元素模型（见图 5-2），它由收缩元（代表肌节中的肌动蛋白及肌球蛋白微丝，当肌肉兴奋时可产生张力，即主动张力）、并联弹性元（代表肌纤维膜、肌束膜等结缔组织，当肌肉被牵拉时产生弹力，又称为被动张力）、串联弹性元（主要代表微丝、横桥的固有弹性，并与结缔组织和肌腱有关，收缩元兴奋后使肌肉具有弹性）组成。模型的串联构成肌肉的长度，模型的并联构成肌肉的厚度，整个肌肉的力学特性由多个模型串并联表示。

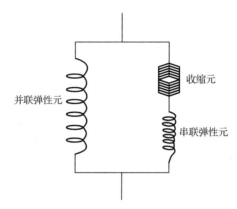

图 5-2　骨骼肌的三元素模型

当肌肉产生力时，其长度可能出现缩短、伸长、不变三种情况；肌肉收缩的类型也可归纳为向心收缩（长度缩短，肌力大于外部力）、等长收缩（长度不变，肌力等于外部力）和离心收缩（长度变长，肌力小于外部力）。肌肉受力可用力-长度、力-速度、力-时间三种关系曲线进行描述。图 5-3 所示为肌肉的力-长度关系曲线示意图。

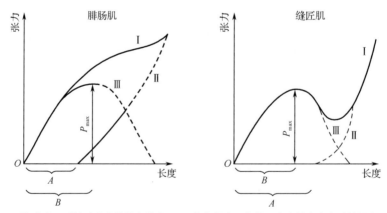

A-平衡长度（无被动张力的最大长度）；B-静息长度（收缩元产生最大张力时的长度）
Ⅰ-肌肉在被动状态下所表现的被动张力；Ⅱ-肌肉收缩时产生的总张力；Ⅲ-肌肉去除组织被动张力外的净收缩力

图 5-3　肌肉的力-长度关系曲线示意图

3．关节运动生物力学特性

关节是人体骨连接的一种重要生理解剖结构，由关节面、关节囊和关节腔三部分组成。关节运动生物力学就是分析关节的受力及其运动特征。关节是人体运动的枢纽，是传递载荷、协助运动的重要器官。

关节运动可分解为环节绕 3 个相互垂直的轴并在 3 个相互垂直的面上进行的运动。人体由若干关节连接起来的身体环节组成，人体关节运动本质上是运动链的运动，即运动链的末端效应器完成各种运动。

环节：一个环节是相邻两个关节中心之间的肢体部分，如大腿、小腿、上臂、前臂等，远端最后环节是指末端效应器或末端环节，如头、手、足等。

运动副：两个环节通过一个关节连接起来组成一个运动副，如膝关节将大腿、小腿连接起来形成运动副；肘关节将上臂、前臂连接起来形成运动副。

运动链：3 个或 3 个以上环节通过关节连接形成运动链。由于人体运动大多数情况下是多关节联动，因此运动链是研究人体运动的基础，运动链可分为开放链和闭合链。开链运动是近端关节固定而远端关节活动的运动（如步行时的摆动相），闭链运动是指肢体远端关节固定而近端关节活动的运动（如步行时的支撑相）。

4．人体运动的基本术语

人体运动可等效为物理学中的力学过程，因此也将物理学中的运动学、动力学概念用于描述人体运动特征。

（1）力

力是物体之间的相互作用，这种作用可使物体的运动状态发生变化或使物体产生形变。人体运动生物力学效应可分为外力和内力两种类型。

（2）关节力矩

力矩是表示力作用于物体时产生转动效果的物理量。由于人的骨骼系统是一种复杂的杠杆系统，因此人体环节受外力或内力作用时就会产生环节相对关节的转动或转动趋势，造成这种结果的物理量可用关节力矩（或关节转矩）进行表征。

（3）关节运动自由度

关节运动自由度是指一个关节在二维或三维空间可完成的运动数目。如果没有约束，一个关节在二维空间具有 3 个自由度，在三维空间具有 6 个自由度。

（4）运动学参数

运动学参数是用于描述人体运动特征的物理量，主要包括人体各部分运动的位移、速度、加速度、角速度、角加速度，以及身体及关节的姿位和关节角度等。

（5）人体惯性参数

人体惯性参数是用于与测度人体形态有关的参数，主要包括人体及各部分的质量及其质心位置（也常用重心表示），以及各部分绕 3 个坐标轴的转动惯量。

（6）运动轴

运动轴的数量和位置决定了关节的运动形式和范围，根据运动轴的多少，关节运动可分为单轴运动、双轴运动和三轴运动。

（7）运动平面

依据解剖学的相关约定，运动平面包括矢状面、冠状面（又称为额状面）和水平面（又称为横断面），如图 5-4 所示。其中，关节在矢状面的运动为伸、屈运动，围绕冠状轴进行；关节在冠状面的运动为内收、外展运动，围绕矢状轴进行；关节在水平面的运动为旋转运动，围绕垂直轴进行。

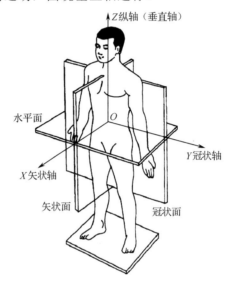

图 5-4　人体运动轴和运动平面

（8）运动方向

关节运动方向有屈、伸、内收、外展、旋内、旋外、内翻、外翻、背屈、跖屈、环转等。屈伸运动是指关节沿冠状轴运动，导致相关两骨相互接近、角度减小为屈曲运动，反之为伸展运动；关节沿矢状轴的运动使骨向正中线移动，称为内收运动，反之为外展运动；关节环绕垂直轴运动为旋转运动，由前面向内侧旋转为旋内运动，反之为旋外运动。

（9）关节活动类型

与康复训练相关的关节活动可分为 3 种类型：①主动活动，作用于关节的肌肉随意收缩使关节活动；②主动-助力活动，作用于关节的肌肉随意收缩，外加医电的助力使关节活动；③被动活动，完全由外力使关节活动。

5.1.2　上、下肢运动康复训练基本临床操作规范

通过长期的临床实践探索，上、下肢的运动康复训练已经形成了基本统一的临床操作规范，并随着康复医学和康复工程技术的发展而不断完善。

1．上肢关节运动康复

（1）肩关节

肩部骨骼主要包括肱骨、锁骨、肩胛骨等，组成了喙锁关节、肩肱关节、肩胛胸壁关节、胸锁关节、肩锁关节、盂肱关节。如图 5-5 所示，运动康复中的肩关节主动运动包括前屈-后伸、水平外展-内收，以及旋内-旋外等基本动作，而被动活动需要在外力作用下完成这些基本动作，临床操作规范如表 5-1 所示。

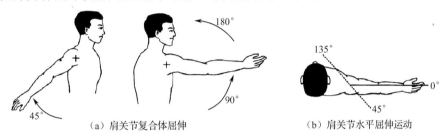

（a）肩关节复合体屈伸　　　　　　　　（b）肩关节水平屈伸运动

图 5-5　肩关节主动运动

表 5-1　部分肩关节运动康复训练临床操作规范

康 复 任 务	操 作 规 范	备 注
肩前屈	患者仰卧，治疗者一手托举其肘部，另一手固定其肩部，将上肢抬离创面并继续活动，直到肩前屈达到最大范围或前臂经头上方再次接触床面	肩关节前屈的正常范围：0°～180°
肩后伸	患者侧卧，治疗者站其身后，一手托住前臂，一手放在肩部做后伸运动	肩关节后伸的正常范围：0°～50°
肩水平外展-内收	患者仰卧（治疗侧肘关节屈曲），治疗者站于床旁，一手托住肘部，一手固定肩部，做上肢外展动作；治疗者一手握住肘部，一手固定肩部，先向地面活动上肢，再将上肢抬起向身体内侧运动	肩关节外展（外展上举）的正常范围：0°～180°；肩关节内收的正常范围：0°～45°
肩旋内-旋外	患者仰卧，肩外展 90°，肘屈 90°；治疗者一手握住肘部，一手握住腕关节上方，将前肩向足的方向转动（旋内）或向头的方向转动（旋外）	肩关节旋内的正常范围：0°～110°；肩关节旋外的正常范围：0°～80°

（2）肘关节

肘关节由肱骨远端与尺骨、桡骨近端构成，包括肱尺关节、肱桡关节、桡尺近端关节。运动康复中的肘关节主动运动的基本动作为屈伸运动（含 5°～10°的过伸），而桡尺近端关节与远端关节协同可以开展前臂旋前和旋后运动。肘关节康复训练的被动运动包括肘屈伸、前臂旋转及肘-前臂联合运动，肘屈伸和前臂旋转的临床操作规范如表 5-2 所示。

表 5-2　部分肘关节运动康复训练临床操作规范

康 复 任 务	操 作 规 范	备　　注
肘屈伸	患者仰卧，上肢自然放于体侧，肘窝向上；治疗者一手握住肘后部，一手握住前臂远端，做屈肘和伸肘运动	肘关节屈伸的正常范围：0°～150°
前臂旋转	患者仰卧，上肢放于体侧，屈肘 90°；治疗者一手握住肘后部，一手握住前臂远端，做前臂旋前（向内转动前臂）和旋后（向外转动前臂）运动	前臂旋前、旋后的正常范围：各 0°～90°

（3）手部关节

手部骨骼主要由 8 块腕骨、5 块掌骨和 14 块指骨组成，形成了桡腕关节、腕骨间关节、腕掌关节、掌骨间关节、掌指关节、指骨间关节。腕关节由桡腕关节和腕骨间关节组成。在主动运动中，拇指可进行屈、伸、内收、外展及环转；同时，结合日常生活活动，可自主进行掌指关节的屈、伸、外展、内收动作，以及指骨间关节的屈、伸等。部分手部关节运动康复训练临床操作规范如表 5-3 所示。

表 5-3　部分手部关节运动康复训练临床操作规范

康 复 任 务	操 作 规 范	备　　注
腕关节运动	患者仰卧，上肢放于体侧，屈肘 90°，前臂中立位；治疗者一手握住前臂远端，一手握住掌骨，分别做腕关节的掌屈、背伸、桡偏、尺偏运动，以及相关动作的组合运动	腕关节掌屈的正常范围：0°～90°；腕关节背伸的正常范围：0°～70°；腕关节桡偏的正常范围：0°～25°；腕关节尺偏的正常范围：0°～55°
腕掌及腕骨间关节运动	患者仰卧位或坐位，前臂旋前；治疗者双手握住其手部，拇指放于手背，其余四指放于掌部，双手同时将腕骨及掌骨向手掌方向运动，然后还原	掌指关节伸运动的正常范围：0°～30°；掌指关节屈运动的正常范围：0°～90°；拇指屈的正常范围：0°～30°
指骨间关节运动	患者仰卧或坐位，治疗者一手固定其近指骨间关节，一手活动其远指骨间关节	手指近指骨间关节运动范围：0°～100°；手指远指骨间关节运动范围：0°～80°

2. 下肢关节运动康复

（1）髋关节

髋关节由髋臼和股骨头构成，属于多轴型球窝关节。髋关节可沿冠状轴做伸展运动，沿矢状轴做内收、外展运动、沿垂直轴做旋内、旋外运动。在主动运动中，髋关节运动包括屈髋屈膝、伸髋伸膝、髋外展内收、髋转动。

（2）膝关节

膝部骨骼有股骨远端、胫骨近端、腓骨近端及髌骨。膝关节由股骨下端、胫骨上端和髌骨构成，包括胫骨关节、股腘关节、腓骨近端关节。在主动运动中，膝关节可进行屈伸运动，在屈膝时还可进行轻度磨动与环转。在被动运动中，膝关节和髋关节通常是同时训练的。

（3）踝及足关节

踝部骨骼包括胫骨、腓骨下端与距骨，它们共同组成了下胫腓关节和距小腿关节。踝的主动运动包括：跖屈-背伸，跖屈的同时屈曲足趾，背伸的同时伸展足趾；内翻-外翻，踝内翻的同时屈曲足趾，外翻的同时伸展足趾。足的主动运动主要有背伸、跖屈、内收、外展、内翻、外翻。被动运动包括：踝背伸、距下关节内翻-外翻、跗跖关节旋转、跖骨间关节活动、跖趾关节屈伸等。

表 5-4 列出了部分下肢运动康复训练临床操作规范。

表 5-4　部分下肢运动康复训练临床操作规范

康复任务	操作规范	备注
屈髋屈膝运动	患者仰卧，治疗者站在一侧下肢旁，一手托住腘窝部，一手托住足跟，双手同时将下肢抬起，然后托住腘窝的手放在膝关节外侧，进行屈膝、屈髋动作	屈髋的正常范围：0°～125°；伸髋的正常范围：0°～15°；髋内收-外展的正常范围：各0°～45°；髋旋内-旋外的正常范围：各0°～45°；膝关节屈的正常范围：0°～150°；膝关节伸的正常范围：0°
后伸髋运动	患者侧卧位，下方下肢微屈髋屈膝，上方下肢后伸；治疗者站在身后，一手放于上方下肢的膝部内侧，托住下肢多髋的后伸，一手放在骨盆处固定骨盆	
外展髋运动	患者仰卧，下肢中立位；治疗者站在患者下肢一侧，一手放在腘窝处托住大腿，一手放在踝关节后方托住小腿，双手同时做下肢的外展动作	

3．肢体康复功能训练

（1）上肢功能训练

上肢功能训练是指针对上肢各关节和肌肉进行相应目的的功能性训练，主要包括以下 4 个方面。

① 肩胛带控制训练：利用人体自身的体重对肩关节做运动训练，以矫正肩胛骨后撤、下沉的异常姿势，同时提高肩胛胸廓关键关节的运动功能和肩胛带的控制能力。

② 抑制上肢痉挛训练：利用人体关节限位，可抑制上肢屈肌痉挛，缓解躯干痉挛，改善运动能力，诱发上肢分离运动，同时提高上肢近端控制能力。

③ 上肢分离运动诱发训练：通过辅助限制诱导患者完成上肢单一关节的运动训练，可抑制上肢屈肌联带运动，诱发、强化上肢分离运动。

④ 上肢目的性运动训练：通过对物品的转移放置训练操作，提高上肢选择性运动的协调性、稳定性及运动速度。上肢目的性运动训练是针对上肢关节和肌肉的，完成日常生活中的综合性训练动作以提高上肢肌肉之间的协同运动能力，纠正并改善患者的异常运动模式，增强患者独自生活的能力。

（2）下肢功能训练

与上肢类似，下肢功能训练是针对下肢各关节和肌肉进行相应目的的功能性训练，主要包括以下 7 个方面。

① 抑制下肢联带运动训练：下肢联带运动是由屈肌、伸肌联带运动两种异常运动模式组成的病理性运动模式。抑制下肢联带运动训练是诱导患者在不产生髋关节外展/内收和旋内/旋外的情况下完成髋关节的屈曲和伸展运动，从而抑制下肢的联带运动并提高下肢的控制能力。

② 易化下肢分离运动训练：患者通过自己的能力将下垂在床边的小腿抬起放回治疗台并维持膝关节的屈曲位再放回床边，过程须保持踝关节的背屈，髋关节在抬起小腿的过程中完成屈曲、内收、旋内的分离运动，从而可抑制患侧下肢联带运动，易化下肢分离运动，可作为步行前的准备训练。

③ 下肢选择性运动训练：患者在髋关节保持屈曲位并做外展和内收动作，对于Brunstrom Ⅳ期以上的患者可利用脚靶练习动作，从而破坏全身联带运动，诱发多种运动组合的选择性运动，提高动作柔韧性、协调性和速度，提高全身综合运动能力。

④ 下肢分离运动易化训练：患者健侧膝关节呈屈曲位，患侧在膝关节伸展状态下完成屈曲-外展-旋内动作以训练髋关节的屈曲运动；患者处于俯卧位，在髋关节充分伸展状态下完成膝关节屈曲动作。通过此类训练帮助患者掌握下肢的正常运动模式，提高动作的柔韧性和协调性。

⑤ 患侧髋关节伸展位的主动控制训练：患者健侧单腿站立并控制患侧下肢膝关节屈曲，之后再控制慢慢放下患足，使足尖于健足后方着地，从而提高患侧下肢处于摆动相的控制能力，改善立位平衡功能，诱发髋关节伸展状态下膝关节屈曲的分离运动并提高躯干侧屈肌的控制能力。

⑥ 患肢下侧抗重力控制能力训练：患者呈坐位，将患侧下肢屈曲抬起（髋关节、膝关节均呈 90°），后慢慢放回原地，过程中控制髋关节不出现外展和旋外，从而诱发步行时患者先前迈出的基本动作。

⑦ 步行训练：通过一系列的步行训练矫正步行时错误的运动模式，改善躯干稳定性，诱发髋关节、膝关节和踝关节的分离运动，强化步行基本功，改善平衡功能，提高步行能力，促使下肢肌肉活动从而改善步态并恢复患者的正常步行功能。

5.1.3 身体平衡协调与康复

平衡是人体重要的生理调控机能，是对抗外界对自身平衡的破坏，以保持身体处于平衡稳定状态的能力，由于其需要身体自身运动调节，因此也归属于运动功能的范畴。由于平衡的控制需要中枢神经系统统筹感觉和运动功能，许多中枢神经系统疾病，如脑卒中、小儿脑瘫、脑外伤、帕金森病等，都会导致平衡功能障碍。

1．身体平衡机制

（1）平衡的基本概念

平衡在力学上是指物体受到来自各个方向的作用力和反作用力的大小相等而使其维持在一个稳定的状态。而身体平衡在临床上是指身体所处的一种姿势状态，并能在运动或受到外力作用时自动调整并维持姿态的一种能力，具体又分为静态平衡和动态平衡。静态平衡是指整个身体或身体的某一部分处于某种特定姿态，如坐、站、卧，以及蹲马步、单脚独立等；动态平衡又分为自动态平衡和他动态平衡，其中前者是指人体在完成各种自主运动（如由站到坐、由坐到站等姿态转换）时，能重新建立稳定状态的能力，而后者是指人体对外界扰动（如推、拉）产生反应并恢复到稳定状态的能力。当平衡状态改变时，机体恢复原有平衡或建立新平衡的过程包括反应时间和运动时间。其中，反应时间是指从平衡状态的改变到出现可见运动的时间，而运动时间是指从出现可见运动到运动完成，建立新平衡的时间。

（2）平衡的维持机制

为了维持平衡，人体重心（Center of Gravity，CoG）必须落在支撑面范围内。一般认为，保持人体平衡需要感觉输入、中枢整合、运动控制 3 个环节参与，前庭系统、视觉调节系统、身体本体感觉系统、大脑平衡反射调节、小脑共济协调系统及肌群力量在人体平衡功能维持上都发挥着重要作用。

① 感觉输入：正常情况下，人体通过视觉、躯体觉、前庭觉的出入来感知身体所处位置及其与地球引力和周围环境的关系。

② 中枢整合：3 种感觉信息在多级平衡觉神经中枢进行整合加工，并形成运动方案。

③ 运动控制：中枢神经系统在对多种感觉信息进行分析整合后下达运动指令，运动系统以不同的协同运动模式控制身体及某些部位的姿势变化，以将身体重心调整回到原来的范围或重新建立新的平衡。

当平衡变化时，人体可通过以下 3 种调节机制来维持或建立新的平衡。

① 踝调节：当人体站立在一个稳定而且较大的支撑面上，同时受到较小的外界扰动时，身体重心以踝关节为轴进行前后转动或摆动，调整重心以保持身体的稳定性。

② 髋调节：当人体站立在较小的支撑面（小于双足面积）上，受到较大外界扰动时，身体摆动幅度较大；为了减小身体摆动，使重心重新回到双足范围内，人体将通过髋关节的屈伸来调整身体重心以维持平衡。

③ 跨步调节：当外界扰动过大使身体摆动进一步增加时，重心超出其稳定极限，人体启动跨步调节机制，自动向用力方向快速跨出或跳跃一步，以重新建立身体重心支撑点。

2．平衡功能的康复训练

通常，平衡训练采用循序渐进原则，主要表现在以下方面。

① 支撑面由大到小：训练时支撑面面积由大逐渐变小，即从最稳定的体位过渡到最不稳定的体位。

② 重心由低到高：仰卧位-前臂支撑下的俯卧位-肘膝跪位-双膝跪位-半跪位-

坐位-站立位，重心由低到高，逐步增加平衡训练的难度。

③ 从睁眼到闭眼：视觉对平衡有补偿作用，在初始训练时可在睁眼状态下进行，当平衡功能改善后，可在闭眼状态下进行，以增加训练难度。

④ 从静态平衡到动态平衡：首先恢复患者保持独自坐或独自站的静态平衡功能，再训练自动态平衡，最后才是他动态平衡。

⑤ 逐渐增加训练的复杂性：一般先在稳定的支撑面上进行，而后在活动的支撑面上进行。

平衡训练就是帮助患者重新找回重心位置并保持身体稳定的训练方法，包括坐位平衡训练和站位平衡训练两大类，其中针对平衡反应的训练是指建立相对于支撑面变化而控制重心的平衡调节反应的训练，如站立时的踝调节反应和髋调节反应、在支撑面变化时的诱发平衡调节反应，以及重心偏移至支撑面以外的跨步反应和保护性伸展反应等。

5.2　运动学参数驱动的上肢康复虚拟现实应用设计

5.2.1　上肢康复运动及参数设计

1. 上肢康复运动任务

任务训练模式的训练动作包括上肢联带运动抑制训练和上肢分离运动强化训练，对应于物理治疗中肘关节屈曲/伸展、肩关节屈曲/伸展和肩关节外展/内收 3 个自由度的运动康复动作，即训练动作Ⅰ、Ⅱ、Ⅲ，旨在有针对性地提高关节灵活性，增加肌力和肌肉耐力。游戏训练模式的训练为上肢目的性训练，对应于作业治疗中综合性的日常动作训练，即训练动作Ⅳ、Ⅴ、Ⅵ，旨在综合改善各个关节的协调能力和灵活性。表 5-5 列出了临床上肢康复训练方案及参数。

表 5-5　临床上肢康复训练方案及参数

编　　号	目标关节及动作	运 动 范 围	完 成 时 间	对应临床训练方案
Ⅰ	肘，屈曲/伸展	90°	10s	联带运动抑制训练
Ⅱ	肩，屈曲/伸展	90°	10s	分离运动强化训练
Ⅲ	肩，外展/内收	90°	10s	分离运动强化训练
Ⅳ	肩，外展	90°	10s	目的性运动训练
Ⅴ	肩，内收	90°	10s	目的性运动训练
Ⅵ	肩，伸展	60°	10s	目的性运动训练

上述康复训练任务的肩肘关节运动模式可表述如下。

训练动作Ⅰ：该训练的初始体态要求患者肩关节屈曲 90°，肘关节伸直。开始运动后，需保持肩关节屈曲位，肘关节做屈曲运动，弯曲目标角度后，上肢末端到达目标位置去触碰目标物体，如图 5-6 所示。

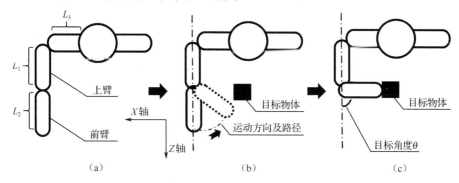

图 5-6　训练动作 I 示意图

训练动作 II：该动作的初始体态要求患者患肢自然下垂，贴于大腿外侧。开始训练后，患者肩关节开始做屈曲运动，由大臂带动前臂运动，过程中保持肘关节伸直，达到运动目标角度后患肢末端去触碰目标物体，如图 5-7 所示。

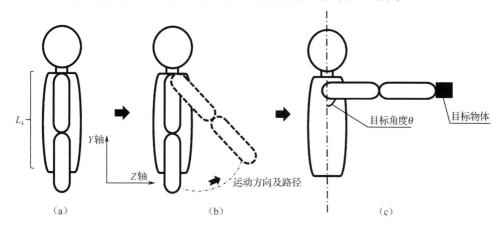

图 5-7　训练动作 II 示意图

训练动作 III：该动作的初始体态要求患者患肢自然下垂，贴于大腿外侧。开始训练后，患者肩关节开始做外展运动，由大臂带动前臂运动，过程中保持肘关节伸直，运动达到目标角度后患肢末端去触碰目标物体，如图 5-8 所示。

训练动作 IV：训练动作模拟日常生活中在同一水平线上由体前内侧向外侧移置物品的过程。该动作的初始体态要求患者肩关节屈曲 90°，肘关节伸直，在虚拟上肢到达初始目标位置一段时间后，实现对物体的抓取操作。开始运动后，须保持肩关节屈曲位，肩关节同时做外展运动，弯曲目标角度后，上肢末端到达目标位置，维持末端位置相应的时间后实现放置操作，如图 5-9 所示。

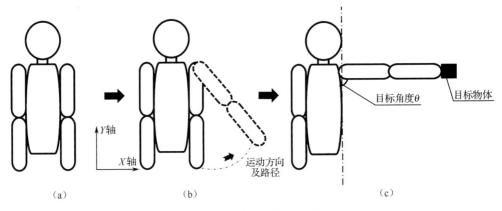

图 5-8　训练动作Ⅲ示意图

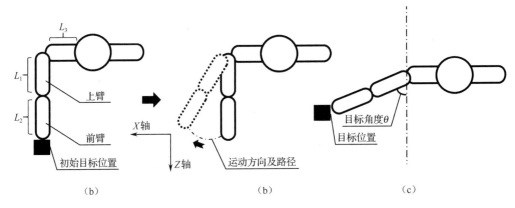

图 5-9　训练动作Ⅳ示意图

训练动作Ⅴ：训练动作模拟日常生活中在同一水平线上由体前外侧向内侧移置物品的过程。如图 5-10 所示，该训练动作与训练动作Ⅳ的流程相反，初始体态要求患者肩关节外展 90°，肘关节伸直，到达初始目标位置一段时间后，实现对物体的抓取操作。开始运动后，肩关节保持屈曲位开始做内收运动，弯曲目标角度后，上肢末端到达目标位置，维持一段时间后实现放置操作。

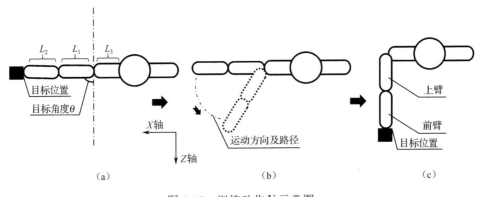

图 5-10　训练动作Ⅴ示意图

训练动作Ⅵ：该训练动作模拟日常生活中通过不同高度移置物品的过程。该训练动作的初始体态要求患者肩关节屈曲 90°，肘关节伸直，在虚拟上肢到达初始目标位置一段时间后，实现对物体的抓取操作。开始运动后，肩关节开始进行伸展运动，弯曲目标角度后，上肢末端到达目标位置，维持相应的时间后实现放置操作，如图 5-11 所示。

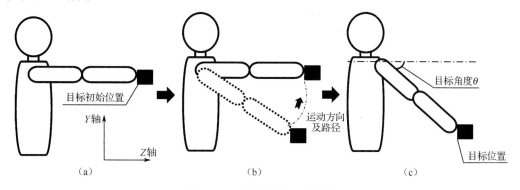

图 5-11　训练动作Ⅵ示意图

2．上肢康复运动参数设计

为了计算并设计出虚拟环境中任务与位置信息的具体映射关系，人体模型的肢体长度是必需的计算依据之一。然而，在虚拟场景中对模型的驱动实际上是对骨骼的驱动带动模型进行运动，因此将关节之间的距离作为模型的肢体长度，具体需要检测的关节点分布如图 5-12 所示。

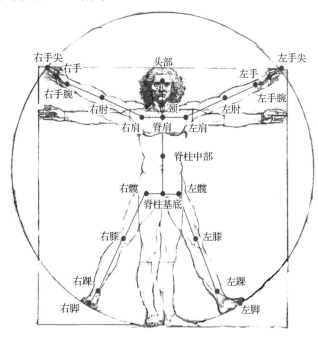

图 5-12　关节点分布

上下肢运动生理结构的主要参数定义如下：

a）上臂长度（右肩-右肘）L_1；

b）前臂长度（右肘-右腕）L_2；

c）单侧肩宽（脊肩-右肩）L_3；

d）上身长度（脊肩-脊柱基底）L_4；

e）大腿长度（右髋-右膝）L_5；

f）小腿长度（右膝-右踝）L_6；

g）单侧髋宽（脊柱基地-右髋）L_7。

（1）训练动作 I

确定坐标系原点，利用三角函数，通过计算可以获得初始体态下患者末端的位置为 $(L_3 \quad L_4 \quad L_1+L_2)$。当角色的上肢到达初始体态位置后，表示患者已完成到初始体态的转换并做好开始训练的准备，此时目标物体出现，因难度不同会使关节运动角度（目标角度）θ（60°或90°）有所不同，目标物体在局部坐标系中的位置为

$$\left(L_3 - \cos\left(\frac{\pi}{2} - \theta\right)L_2 \quad L_4 \quad L_1 + \sin\left(\frac{\pi}{2} - \theta\right)L_2 \right)$$

根据动作的初始位置坐标和目标位置坐标，设计构建动作轨迹引导曲线。曲线的构造方式采用 10 个小型对象物体形成轨迹虚线。其预设的虚线映射模型关系为

$$P_{\text{Line\_x}} = L_3 - L_2\sin(a \cdot \theta/10)，a = 1, 2, 3, \cdots, 10 \tag{5.1}$$

$$P_{\text{Line\_y}} = L_4 \tag{5.2}$$

$$P_{\text{Line\_z}} = L_1 + L_2\cos(a \cdot \theta/10)，a = 1, 2, 3, \cdots, 10 \tag{5.3}$$

在计算获得以上关键位置的局部坐标后，左乘变换矩阵 $\text{Trans}_{\text{local}\rightarrow\text{world}}$，即利用式（5.4）可得到最终目标位置在全局坐标系中的坐标位置

$$\begin{bmatrix} p_{\text{x\_world}} \\ p_{\text{y\_world}} \\ p_{\text{z\_world}} \\ 1 \end{bmatrix} = \text{Trans}_{\text{local}\rightarrow\text{world}} \begin{bmatrix} p_{\text{x\_local}} \\ p_{\text{y\_local}} \\ p_{\text{z\_local}} \\ 1 \end{bmatrix} \tag{5.4}$$

（2）训练动作 II

通过三角函数计算可得初始体态下患者的末端在局部坐标系中的位置为 $(L_3 \quad L_4 - L_1 - L_2 \quad 0)$，当患肢到达规定位置后，目标物体出现，具体位置根据目标角度 θ 而定

$$(L_3 \quad L_4 - \cos\theta(L_1+L_2) \quad \sin\theta(L_1+L_2))$$

同样，根据动作的初始位置坐标和目标位置坐标，设计构建动作轨迹引导曲线。预设的标准运动曲线映射模型关系为

$$P_{\text{Line\_x}} = L_3 \tag{5.5}$$

$$P_{\text{Line\_y}} = L_4 - (L_1+L_2)\cos(a \cdot \theta/10)，a = 1, 2, 3, \cdots, 10 \tag{5.6}$$

$$P_{\text{Line\_z}} = (L_1+L_2)\sin(a \cdot \theta/10)，a = 1, 2, 3, \cdots, 10 \tag{5.7}$$

同样，在计算获得所有关键位置的局部坐标后，左乘变换矩阵，即利用式（5.4）可得到最终目标位置在全局坐标系中的坐标位置。

（3）训练动作 Ⅲ

通过计算可得初始体态下患肢的末端位置在局部坐标系中的位置为 $(L_3 \quad L_4 \quad -L_1-L_2 \quad 0)$，当患肢到达规定位置后，目标物体出现，具体位置同样根据目标角度 θ 而定，即

$$(L_3+\sin\theta(L_1+L_2) \quad L_4-\cos\theta(L_1+L_2) \quad 0)$$

根据动作的初始位置坐标和目标位置坐标，设计构建动作轨迹引导曲线。构建模型映射关系为

$$P_{\text{Line\_x}} = \cos(a \cdot \theta/10)(L_1+L_2),\ a = 1, 2, 3, \cdots, 10 \qquad (5.8)$$

$$P_{\text{Line\_y}} = L_4 - (L_1+L_2)\sin(a \cdot \theta/10),\ a = 1, 2, 3, \cdots, 10 \qquad (5.9)$$

$$P_{\text{Line\_z}} = 0 \qquad (5.10)$$

在获取所需的关键局部坐标后，利用式（5.4）实现由局部坐标系到全局坐标系的坐标转换。

（4）训练动作 Ⅳ

目标在局部坐标系中的初始位置与训练动作 Ⅰ 的初始体态位置相同，设定为 $(L_3 \quad L_4 \quad L_1+L_2)$，在计算获得局部坐标后，左乘转换矩阵，即可得到目标初始位置在全局坐标系中的坐标位置

$$\begin{bmatrix} p_{\text{x\_world}} \\ p_{\text{y\_world}} \\ p_{\text{z\_world}} \\ 1 \end{bmatrix} = \text{Trans}_{\text{local}\to\text{world}} \begin{bmatrix} L_3 \\ L_4 \\ L_1+L_2 \\ 1 \end{bmatrix} \qquad (5.11)$$

转移目标点在局部坐标系中的位置为

$$(L_3+\sin\theta(L_1+L_2) \quad L_4 \quad \cos\theta(L_1+L_2))$$

根据动作的初始位置坐标和目标位置坐标，设计构建动作轨迹引导曲线。构建模型映射关系为

$$P_{\text{Line\_x}} = L_3+\sin(a \cdot \theta/10)(L_1+L_2),\ a = 1, 2, 3, \cdots, 10 \qquad (5.12)$$

$$P_{\text{Line\_y}} = L_4 \qquad (5.13)$$

$$P_{\text{Line\_z}} = \cos(a \cdot \theta/10)(L_1+L_2),\ a = 1, 2, 3, \cdots, 10 \qquad (5.14)$$

在此基础上，根据式（5.4），可实现关键位置点由局部坐标系到全局坐标系的转换。

（5）训练动作 Ⅴ

目标在局部坐标系中的初始位置为 $(L_1+L_2+L_3 \quad L_4 \quad 0)$，在计算获得局部坐标后，左乘转换矩阵，即可得到目标初始位置在全局坐标系中的坐标位置

$$\begin{bmatrix} p_{\text{x\_world}} \\ p_{\text{y\_world}} \\ p_{\text{z\_world}} \\ 1 \end{bmatrix} = \text{Trans}_{\text{local}\to\text{world}} \begin{bmatrix} L_3 + L_2 + L_1 \\ L_4 \\ 0 \\ 1 \end{bmatrix} \tag{5.15}$$

转移目标点在局部坐标系中的位置为

$$(L_3 + \cos\theta(L_1 + L_2) \quad L_4 \quad \sin\theta(L_1 + L_2))$$

根据动作的初始位置坐标和目标位置坐标，设计构建动作轨迹引导曲线。构建模型映射关系为

$$P_{\text{Line\_x}} = L_3 + \cos(a \cdot \theta / 10)(L_1 + L_2)，a = 1, 2, 3, \cdots, 10 \tag{5.16}$$

$$P_{\text{Line\_y}} = L_4 \tag{5.17}$$

$$P_{\text{Line\_z}} = \sin(a \cdot \theta / 10)(L_1 + L_2)，a = 1, 2, 3, \cdots, 10 \tag{5.18}$$

在此基础上，根据式（5.4）计算运动轨迹曲线位置和目标最终放置位置在全局坐标系中的位置。

（6）训练动作Ⅵ

目标在局部坐标系中的初始位置与训练动作Ⅰ的初始体态位置相同，设定为 $(L_3 \quad L_4 \quad L_1 + L_2)$，在计算获得局部坐标后，左乘转换矩阵，可得到目标初始位置在全局坐标系中的坐标位置。

转移目标在局部坐标系中的位置为

$$(L_3 \quad L_4 - \sin\theta(L_1 + L_2) \quad \cos\theta(L_1 + L_2))$$

根据动作的初始位置坐标和目标位置坐标，设计构建动作轨迹引导曲线。构建模型映射关系为

$$P_{\text{Line\_x}} = L_3 \tag{5.19}$$

$$P_{\text{Line\_y}} = L_4 - \sin(a \cdot \theta / 10)(L_1 + L_2)，a = 1, 2, 3, \cdots, 10 \tag{5.20}$$

$$P_{\text{Line\_z}} = \cos(a \cdot \theta / 10)(L_1 + L_2)，a = 1, 2, 3, \cdots, 10 \tag{5.21}$$

在此基础上，根据式（5.4）计算运动轨迹曲线位置和目标最终放置位置在全局坐标系中的位置。

5.2.2 虚拟角色和场景建模

1. 虚拟角色建立

（1）模型参数

参考《中国成年人人体尺寸（GB/T 10000-1988）》中手臂的长度，具体参数如表 5-6 所示，将真实人体的上肢尺寸作为制作虚拟上肢的参考依据之一。

根据模型制作的比例要求及真实人体的上肢尺寸，定义了模型在制作过程中各部分的具体长度，如表 5-7 所示。

表 5-6 上肢中手臂长度

部　位	长度/mm
上臂	314
前臂	237
手宽	82
手长	183

表 5-7 模型各部位长度

部 位	长度/cm	部 位	长度/cm
头部	30	胸部	42
前臂	25	腰部	42
上臂	31	腿	102
手	19	颈部	42
肩（宽）	60		

（2）角色模型制作

角色模型参照 Unity 3D 官方的模型任务 Unitychan 进行构型制作。模型构建的顺序从粗模型构建开始，在模型构建完成后，为其制作匹配的贴图并设置材质附着于模型之上。为了使虚拟模型顺利参与到各种虚拟环境的交互中，应根据模型的尺寸制作碰撞体。

① 模型构建。

为了从整体上把控角色模型的比例，从头部开始制作粗模型，然后依次是颈部-胸部-腰部-腹部-腿部-上肢，如表 5-8 所示。

表 5-8 角色模型部件（部位）的制作与实现

模型部件（部位）	制作主要步骤	初 步 效 果
头部	在建模软件的活动视口中构建出一个长方体； 将模型先进行 NUMRS 切换的平滑处理，再转换成可编辑多边形； 增加耳、鼻等器官，进一步优化修饰	
身体模型	以头部模型底面伸展和缩放构建出身体的锁骨、肩膀部分； 构建出胸部、腰部及腹部的模型； 从腹部下底面挤出长度约为 102cm 的整体腿部模型，从腿部模型靠下位置的前段挤出脚的模型	
上肢模型	在肩部侧面构建出一个切面； 以切面通过挤出命令拉出相应长度的手臂模型，并根据长度比例关系在距离肩部约 31cm 位置添加线条，构建出肘关节模型； 同样通过添加线条，修改点、线、面的位置展现出肌肉幅度，从而得到最终的裸模型	

② 模型导入与关节限制设置。

3ds Max 为本书用于制作模型的软件环境，虚拟现实场景的实现环境是 Unity 3D，因此需要将制作好的模型导入 Unity 3D 中进行操作,具体导入参数及其设置如表 5-9 所示。

表 5-9　参数设置及其依据

参　　数	平　　台	设置方式（值）	设　置　原　因
显示单位比例	3ds Max	1 单位=1cm	使导入的模型单位匹配
系统单位比例	3ds Max	1 单位=1cm	使导入的模型单位匹配
嵌入媒体	3ds Max	√	将模型贴图等一同导出
Scale Factor	Unity 3D	1	不对导入模型进行缩放
Use File Scale	Unity 3D	√	使用文件本身的尺寸

Unity 3D 环境中的 Mecanim 系统使用肌肉来限制不同骨骼的运动范围,一旦 Avatar 配置完成,Mecanim 就能解析其骨骼结构,进而可以在 Muscles 选项卡中调节相关参数。用户可非常容易地调节角色的运动范围,确保其看起来真实自然。用户可以在视图上方使用预先定义的变形方法对多块骨骼同时进行调整,也可对单块骨骼进行调整。在 Muscles 选项卡中可直接对关节角度参数设置限制范围,运动范围限制的参数设置参照表 5-10 中的功能活动度来进行设置。

表 5-10　关节自由度活动范围

关　　节	自　由　度	参考基准	正常活动度	功能活动度
肩关节	水平运动	矢状面	外展 0°～180°	外展 0°～105°
			内收 0°～50°	内收 0°～45°
	竖直运动	水平面	上摆 0°～60°	上摆 0°～45°
			下摆 0°～180°	下摆 0°～115°
肘关节	屈曲/伸展	垂直轴	屈曲 0°～150°	屈曲 0°～140°
			伸展 0°～20°	伸展 0°～5°

③ 人体模型碰撞体的制作。

角色的碰撞体是针对产生交互的主要躯体部分而设计的。根据上肢模型形状,选择 Capsule Collider（胶囊碰撞体）这种形状的碰撞体分别包裹在角色模型的上臂和前臂上。胶囊碰撞体由一个圆柱体和与其相连的两个半球体组成,是一个胶囊形状的基本碰撞体,其半径和高度都可以单独调节,既可用在角色控制器中,也可与其他不规则形状的碰撞结合使用,其碰撞体参数设置如表 5-11 所示。

表 5-11　碰撞体参数设置

部　　位	高/cm	半径/cm	纵　　向	Is Trigger 选项
上臂	12	2	X轴	√
前臂	10	2	X轴	√
手	4	1.5	X轴	√

经过以上步骤实现对模型本身的搭建、贴图的制作及细节的修改，最终在虚拟场景中的角色模型如图 5-13 所示。角色模型将作为用户在虚拟场景中的化身去完成一系列的训练任务。

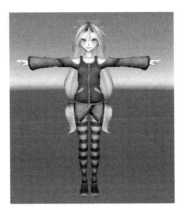

图 5-13　最终的角色模型

2．虚拟场景设计

将虚拟场景的主题设置为用户常见的生活场景，此处选择了超市这一生活场景作为虚拟训练场景，参照超市的特点制作场景模型，包括货架、收银台、顶灯、购物车、墙壁、地板等环境模型，以及饮料、饼干、咖啡、罐头、面包、水果等交互模型。

场景中的物体模型一方面相互搭配，为康复训练提供了虚拟场景空间；另一方面作为目标引导参与到与角色模型的交互中。物体模型构建的具体尺寸参照表 5-12，物体模型不一定都是长方体，此处的长、宽、高参数是指该方向上的最大长度，细节长度根据模型形状有所差异。

表 5-12　物体模型尺寸

物　　品	长/cm	宽/cm	高/cm
饮料	8	8	22
盒装咖啡	15	10	25
盒装饼干	15	8	25
水果罐头	12	12	20
单个货架	150	40	200
水果	8	8	8

（1）物体模型的构建

与人体模型相比，货架、收银台、顶灯、货物类物品的形状更规则，制作起来难度也小得多。通过构建多边形，再对模型进行可编辑多边形转换后，做少量修改便可将相应物体模型制作完成。

（2）贴图制作

对于货架、顶灯、购物车、收银台类环境模型，在材质球中构建黑色金属的材质附给模型；对于交互模型，先对模型进行 UVW 的模型展开，再对展开后的 UVW 模板进行绘制；一些规则的物品，如盒装牛奶、盒装饼干等，可直接通过 PhotoShop 软件，配合包装盒图片进行贴图制作。如图 5-14 所示分别为草莓罐头、盒装饼干、盒装咖啡、面包及苹果的贴图。

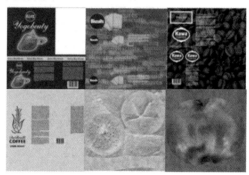

图 5-14　货物贴图

（3）物体模型碰撞体的制作

交互模型的碰撞体是规则的几何体形状碰撞体，采用 Box Collider 来构建物体模型的碰撞体。盒碰撞体是一个立方体外形的基本碰撞体。该碰撞体可以调整为不同大小的长方体，可用作门、墙及盒装货物等。将碰撞体的 Is Trigger 选项勾选，其 Size 参数设置如表 5-13 所示，物体模型碰撞体需将模型本身完全覆盖，因此设置参数应使碰撞体大于模型。

表 5-13　上肢碰撞体尺寸

部　　位	X（长）/cm	Y（高）/cm	Z（宽）/cm	Is Trigger 选项
盒装牛奶	4	10	4	√
瓶装饮料	3	10	3	√
盒装咖啡	6	10	2	√
盒装饼干	6	10	3	√
水果罐头	4	10	4	√

为物品模型碰撞体添加刚体组件，刚体的构建能让虚拟场景中的对象被物理引擎所控制，刚体参数设置如表 5-14 所示，它能通过受到推力和扭力来实现真实的物理表现效果，这些效果都是基于 NVIDIA 的 PhysX 物理引擎来实现的。物理引擎的引入可提高用户的浸入感，改善训练效果。

表 5-14　刚体参数设置

参　　数	设　　置	参数意义及设置原因
Mass	1	质量，单位为 kg，为了避免交互对象之间质量差距过大产生错误

续表

参　数	设　置	参数意义及设置原因
Drag	0	空气阻力，0 表示没有阻力，使场景中能进行自由的交互联系
Angular Drag	0	扭力的阻力，数值意义与空气阻力相同，同样是保证交互的流畅性
Use Gravity	×	由于交互的对象在训练过程中可能出现在任意位置，因此不勾选该项，使对象不受重力影响
Collision Detection	Discrete	离散型的碰撞检测模式，Discrete 适用于大部分刚体且不会耗费太多系统资源

交互模型碰撞体制作完成的效果如图 5-15 所示。

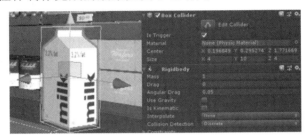

图 5-15　交互模型碰撞体效果

组合构建场景：将在 3ds Max 建模软件中构建好的模型一一导入系统的主要运行环境中，对模型的位置、方向、父子关系、摄像机设置及灯光进行修改和搭配，从而构建出虚拟现实上肢康复训练系统的场景，如图 5-16 所示。

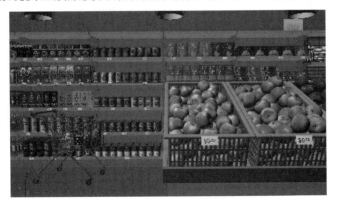

图 5-16　虚拟场景最终效果图

5.2.3　运动参数检测与人机交互设计

1. 基于 Kinect 的运动参数检测

前述上肢康复运动任务简化为肩、肘、腕关节随时间变化的空间运动轨迹，因此追踪记录上肢关节的空间位置即可实现对虚拟环境角色的上肢运动控制。这里选用广泛使用的 Kinect 体感运动检测技术，骨骼追踪作为 Kinect 的核心技术之一，是实现体感交互功能的重要基础，它可以准确地标定人体的 25 个关节点。

Kinect 骨骼跟踪算法通过处理深度图像信息来识别人体关节点的具体位置。该算法可以通过深度图像中的像素点来评估和判断人体位置，再通过决策树分类器来判断像素点在对应身体部分的可能性，进而选拔出最大概率区域，紧接着通过计算分类器来判断关节的相对位置作为身体的特定部位。最后，根据用户的位置信息对骨架进行标定，从而实现对人体 25 个关节点坐标的实时追踪。关节点的实时位置坐标将作为用户控制虚拟角色的驱动器。

在 Unity 3D 环境中，通常通过驱动骨骼来完成对模型的控制，因此需要为制作的人物模型添加合理的骨骼构造。Unity 3D 现有的动画制作大都依靠 Mecanim 系统，其基本方法就是建立系统简化骨架结构与用户实际骨架结构的映射关系，即 Avatar。首先，在模型（含骨骼）的 Animation 类型中选择 Humanoid，然后 Mecanim 系统会尝试将用户提供的骨架结构与系统内嵌的骨架结构进行匹配，可选择在 Avatar 面板中的 Mapping 参数项下使用 Automap（自动匹配原始姿态）创建一个骨骼映射。

虚拟角色的模型需要与简化骨骼数量相同。在 Unity 3D 环境中，为角色模型附加角色控制器，并构建 Kinect 的相关控制插件，对脚本参数进行设置，便可实现从外部对虚拟环境中的人物角色进行镜像化的体感控制。

采集数据的最终目的是实现体感控制，仅有关节点的位置信息是不够的，还需要对数据进行分析和计算，从而得到更多的有用信息。通过关节点位置来构造"骨骼向量"，设骨骼向量起点关节点的坐标为 (x_1, y_1, z_1)，向量终点关节点的坐标为 (x_2, y_2, z_2)，则对应的向量为

$$v = (x_2 - x_1, y_2 - y_1, z_2 - z_1) \tag{5.22}$$

通过提取 Shoulder-Right 与 Elbow-Right 两个关节点坐标进行计算，从而构造出上臂向量；通过 Elbow-Right 与 Wrist-Right 关节点构造出前臂向量；通过 Spine-Base 与 Spine-Shoulder 关节点构造出脊柱向量。利用 Vector3 类中的 Angle 函数直接根据两个向量计算求出关节角度，例如，前臂向量 vec1 和上臂向量 vec2 可直接通过 angle=Vector3.Angle（vec1, vec2）求得肘关节的弯曲角度，利用脊柱向量 vec3 与上臂向量 vec2 可计算得出肩关节的角度。

2. 康复训练过程的跟踪监测

系统对训练过程监测的目的是帮助并引导患者规范训练动作。系统从 3 个方面分别对训练的初始动作姿态、运动轨迹和动作完成情况进行监测，并设计合理的交互模式，对训练进行目标引导和评估。

（1）训练初始动作姿态的监测

设置初始姿态监测的目的是从训练开始就规范训练动作，通过对患者初始姿态的监测，通知训练系统患者已做好训练准备。

① 起始姿态引导线。

针对训练动作 I 、IV 、V 和VI，训练方案的初始姿态为肘关节保持伸直，肩关

节屈曲 90°。因此，目标引导的形式以整条手臂位置作为标准，从肩部位置开始到上肢末端位置通过预设黄色小立方体来构建引导线。

建立好预设的黄色小立方体，将其转换为 Prefab 预设体并保存到项目资源之中。利用 Instantiate 函数在 Unity 3D 环境中进行实例化，使该交互物体出现在虚拟场景中的角色模型上肢在起始姿态下的手臂位置。

引导线的位置应在肩膀 P_1 与起始姿态的上肢末端位置 P_2 之间，其位置设置如表 5-15 所示。

表 5-15　引导线在局部坐标系中的位置

点	X	Y	Z
P_1	L_3	L_4	0
P_2	L_3	L_4	L_1+L_2

利用矩阵变换，推导出两个点在全局坐标系中的具体位置

$$\begin{bmatrix} p_{x\_world} \\ p_{y\_world} \\ p_{z\_world} \\ 1 \end{bmatrix} = \text{Trans}_{local \rightarrow world} \begin{bmatrix} p_{x\_local} \\ p_{y\_local} \\ p_{z\_local} \\ 1 \end{bmatrix} \tag{5.23}$$

引导线需要由多个黄色小立方体共同构成，其位置只在 Z 轴方向上发生改变。利用一个循环体，在改变 Z 轴坐标值的过程中多次产生 Prefab 预设体即可完成初始体态预设线的设置。为黄色小立方体设置碰撞体，并将其标签（Tag）设置为 Line1，利用 OnTriggerEnter 函数检测上肢与立方体的碰撞，当物理引擎检测到碰撞后，进一步检测碰撞体的 Tag 是否为 Line1，若条件成立，则黄色碰撞体消失，当所有的预设体消失后，表示患者已处于训练动作的起始姿态，此时运动轨迹曲线和目标物体出现并引导患者进行运动训练。

② 起始动作点。

针对训练动作Ⅱ和Ⅲ，起始姿态为患者自然下垂并贴近腿侧。引导的设置以上肢末端位置作为标准，在上肢末端的初始点位置设置黄色小立方体。

建立好预设的小立方体，将其转换为 Prefab 预设体并保存到项目资源中。利用 Instantiate 函数在 Unity 3D 环境中进行实例化，使该交互物体出现在虚拟场景中患者起始姿态下手臂自然下垂手部所在的坐标位置。

引导点的位置位于起始姿态的上肢末端位置 P_3，其在局部坐标系中的坐标为

$$(L_3 \quad L_4 - L_1 - L_2 \quad 0)$$

利用矩阵变换，推导出引导点在全局坐标系中的具体位置。当患者上肢末端与预设的初始动作点产生碰撞时，系统检测碰撞体的标签是否为 Line1，若条件成立，则标志患者已做好训练准备，此时运动轨迹曲线和目标物体出现并开始引导患者进行运动康复训练。

（2）运动轨迹引导

轨迹曲线采用的预设体为蓝色球体，采用 Instantiate 函数在 Unity 3D 环境中对其进行实例化。以训练动作 I 为例，根据前文所构建的训练任务坐标映射模型，利用循环语句在上肢末端起始位置和目标位置之间构建由多个蓝色小球联合组成的轨迹引导曲线。

将蓝色球体的 Prefab 预设体的 Tag 设置为 Line2，并为人体模型添加碰撞检测脚本，当上肢碰撞体与蓝色轨迹曲线发生碰撞后，轨迹曲线消失。当患者沿轨迹曲线运动上肢使轨迹碰撞体消失后，上肢末端也就到达了目标位置，从而达到引导和规范运动的目的。

（3）动作完成情况判定

判断患者动作是否标准的参数包括时间、关节角度及碰撞检测，其测试判定规则如下。

① 时间限制。

在不同的难度分级中，根据时间要求，先定义单精度浮点数 Timer 的数值，在主函数中利用 StartCoroutine 开启一个协程，在开启的协程的接口中开始计时。当 Timer 变量从规定值开始，协程暂停 1s 后再执行变量减一的操作，从而实现倒计时器的功能，对单次训练动作的时间进行限制。

② 关节角度。

任务训练模式是以触碰预设目标物体为导向的，当患者根据引导使上肢到达规定的初始位置后，目标物体根据预设的映射模型出现在相应的位置。系统的物理引擎开始不间断地监测碰撞信息，系统的数据处理模块也实时监测关键关节的角度数据。当患者根据视觉反馈控制人体模型触碰到目标物体时，达成训练的一级指标要求，即在虚拟场景中实现物理碰撞；同时，系统实时采集并计算关节角度数据，并与该难度等级下的目标角度进行比对以判断是否达成训练的二级指标要求，即关节运动角度是否达标。

③ 碰撞检测。

碰撞体的检测主要是通过 Unity 3D 的物理引擎来模拟实现的，而碰撞体发生碰撞后产生的具体效果需要通过编辑的脚本来设置。为交互的对象添加不同的标签（Tag），即在对象的 Inspector 属性栏中为不同的交互对象设置标签，设置情况如表 5-16 所示。

表 5-16　交互对象的标签

交 互 对 象	标　签
盒装牛奶	Destination1、Destination2
原始体态提示线	Line_1
运动轨迹提示线	Line_2
货架上的货物	Stuff

为上肢碰撞体编辑碰撞检测脚本，利用 OnTriggerEnter 函数检测上肢与交互对象的碰撞，当物理引擎检测到碰撞后，进入函数内部开始检测碰撞体的标签，从而识别交互的具体对象，并为不同对象编辑不同的效果脚本，进而在虚拟场景中实现不同的交互结果。表 5-17 所示为不同函数与交互效果。

表 5-17　不同函数与交互效果

函　　数	交　互　效　果
Destroy()	碰撞目标消失
Source.Play()	触发音效
Instantiate	新对象出现

对于训练动作 Ⅳ ～ Ⅵ，训练任务的设置不只是单纯的触碰目标物体，虚拟角色的上肢与虚拟交互对象之间存在更多的交互形式。

④ 交互检测。

利用 Unity 3D 中碰撞器和碰撞持续时间的特性，当患者控制手掌碰撞体模型与场景目标物体触发器发生碰撞时，软件系统监测物体中心点与手掌关节点的距离 D_1 在一段时间内（2s）始终小于阈值（设置为 0.1），将目标物体与手掌关节绑定连接，即实现抓取操作，其实现机制如图 5-17 所示。

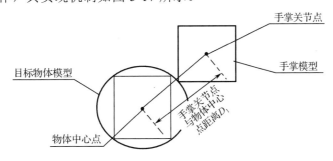

图 5-17　抓取动作实现机制

当患者控制上肢将物体移动到目标位置，并维持物体中心点与目标位置点的距离 D_2 在一段时间内（2s）始终小于阈值（设置为 0.1）时，将物体放到指定位置，即实现释放操作，其实现机制如图 5-18 所示。

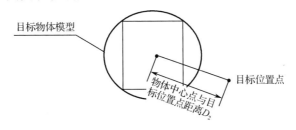

图 5-18　放置动作实现机制

5.3 力触觉反馈与腕关节运动虚拟康复应用设计

脑卒中、创伤性脑损伤或脑瘫会引起脑或脊髓的上运动神经元损伤（Upper Motor Neuron Lesions，UMNL），该损伤经常会导致上肢运动功能障碍。虽然通过有效的康复治疗可以改善上肢运动功能，但即使患者从康复中心出院，其精细运动技能仍然存在不足。目前手指康复已受到广泛关注，同时腕部运动功能康复训练对精细运动技能恢复也具有非常重要的意义。

5.3.1 腕部运动康复任务设计

如前所述，腕关节的精细运动包括桡腕关节可以进行的掌屈、背伸、桡偏、尺偏4种运动，以及桡尺远端关节与近端关节协作完成的旋前和旋后运动。因此，与手臂运动不同，手腕运动模式难以用空间位置和运动轨迹进行量化，而是直接表现在腕关节在不同空间方向上的力量调控。腕关节康复训练的目标是逐步恢复患者对力量的精细控制能力。

腕关节康复训练共有3个虚拟引导任务（见图5-19）来评估腕部运动功能，包括基本的运动灵活性、运动稳定性和主动运动范围。

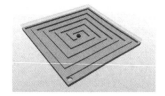 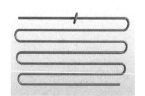 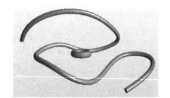

（a）任务1—评估腕部基本运动　　　（b）任务2—评估腕部运动　　　（c）任务3—评估腕部主动
灵活性的螺旋轨道盒子引导任务　　　稳定性的二维往返路线引导任务　　　活动的三维空间曲线引导任务

图5-19　3种虚拟引导任务

① 腕关节力量动态调整训练任务：任务1是一个螺旋轨道的盒子导向任务，目的是评估腕部的基本运动灵活性。虚拟场景包括一个螺旋轨道盒子和一个重力场下的球［见图5-19（a）］。盒子作为虚拟的工具，连接在触觉装置的末端执行器上。最初，球被放在盒子的中央。要求用户旋转和倾斜盒子，引导球在最短时间内顺时针进入目标孔内，完成任务。

② 二维平面力量稳定控制训练：任务2是一个二维往返路线引导任务，目的是评估腕部的运动稳定性。虚拟场景包括圆环形工具和多段S形引导线［见图5-19（b）］。该圆环形工具附着在触觉装置的末端执行器上。最初，圆环被放在引导线的末端。用户被要求握住末端执行器并沿着引导线将圆环从一端移动到另一端。当圆环与引导线碰撞时，系统会出现警告声音并在碰撞位置显示高亮。在虚拟环境中存在一致的阻力（2N，库仑摩擦力），用户必须克服阻力，稳定地移动圆环，使其与引导线的碰撞次数最少。在引导线的转弯段需要不同的腕部角度的参与，用户必须在一定

程度上转动手腕，以最少碰撞或无碰撞通过转弯段。

③ 三维空间力量控制训练：任务 3 是一项三维空间曲线引导任务，旨在评估腕部的主动活动范围。在任务 3 中，虚拟场景包括一个圆环形工具和三维引导曲线［见图 5-19（c）］。该三维引导曲线覆盖日常生活活动的基本主动运动范围，而不是人类最大的腕部主动运动范围，更适合运动功能受损的患者。与任务 2 类似，用户被要求握住末端执行器，沿着三维引导曲线将虚拟圆环从曲线一端移动到另一端。当发生碰撞时，碰撞中的接触力、警告声音和高亮区域同时产生。为了避免碰撞，用户必须根据曲线上不同位置的曲率变化，在一定程度上沿着引导曲线转动手腕。如果用户不能以一定的角度转动手腕，在某些位置就会发生碰撞，并产生很大的接触力。因此，可以根据沿引导曲线的接触力的特性来确定腕关节的主动运动范围。

5.3.2　腕关节康复训练的力触觉反馈

本节的虚拟任务使用一个名为 Chai3D 的开源软件库来编写，包括三维可视化、触觉渲染和实时交互计算。与 OpenGL 库相结合，Chai3D 能够在虚拟现实环境中创建和可视化三维虚拟对象和工具。交互工具是两个商业硬件设备，包括触觉反馈设备和虚拟现实头盔。触觉反馈装置（Omega.7，Force Dimension Inc.，Switzerland）为用户提供 3 个自由度的力反馈和握力反馈（见图 5-20）。触觉设备允许的操作空间是一个直径为 160mm，高为 110mm 的圆柱形，末端执行器的旋转范围为 240°×140°×180°，这足够进行精细运动。与二维屏幕相比，虚拟现实头盔（Oculus Rift，Facebook Inc.，US）让用户完全沉浸在一个人工世界中，在这个世界中，用户有一种真实的存在感。

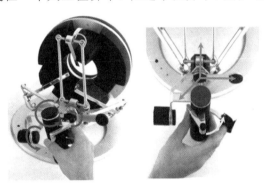

图 5-20　触觉反馈装置用于为执行虚拟任务的用户提供触觉感知

使用可穿戴式动作捕捉 IMU 系统（myoMOTION，Noraxon Inc.，AZ）在控制用户执行任务时同步测量关节角度，以建立规范的控制范围。任务 1 的测量涉及不同上肢关节运动，包括：肩膀的弯曲和伸展（Flexion and Extension of the Shoulder，FES），肩膀的内收和外展（Adduction and Abduction of the Shoulder，AAS），肩膀的旋前和旋后（Pronation and Supination of the Shoulder，PSS），肘部的弯曲和伸展（Flexion and Extension of the Elbow，FEE），前臂的旋前和旋后（Pronation and Supination of the Forearm，PSF），手腕的弯曲和扩展（Flexion and Extension of the

Wrist，FEW），手腕的桡偏和尺偏（Radial and Ulnar Deviation of the Wrist，RUDW）。以上测量用于分析任务是否主要需要手腕动作，而不是肘部或肩膀动作。在任务 2 中，测量数据包括 PSF、FEW 和 RUDW，这些数据用于确定去（Go）和回（Return）段所需的手腕角度。对于任务 3，测量还包括 PSF、FEW 和 RUDW，它们被用来确定沿三维引导曲线的每个位置所需的手腕角度。

5.4 下肢康复虚拟现实应用设计

人体下肢在静止站立、姿态转换、行走过程中同时承担了支撑自身重量并维持身体平衡等功能，下肢康复训练在临床康复中占据着非常重要的地位。长期以来，人们不断探索虚拟现实技术在下肢运动康复中的应用价值，通过在虚拟场景中行走漫游、虚拟对象操控等康复训练任务与机械康复平台有机结合，在下肢行走、关节力量控制等方面实现了不同形式的下肢运动康复技术方法。

行走是下肢承担的主要生理功能。在正常行进过程中，下肢运动通过髋关节、膝关节、踝足关节的相互配合完成，其中以髋关节、膝关节运动为主，踝足关节为辅。在下肢行走康复任务设计中，需要重点模拟人体髋关节和膝关节的运动方式和运动范围，并结合踝关节的相对运动，使下肢各关节协调运动，逐步使患者恢复正常的行走功能。在下肢行走功能康复系统设计中，还需要充分考虑临床应用需求。针对行走能力训练功能，临床上特别关注直线训练和转弯训练，进一步可衍生出左转弯训练、右转弯训练、直线到转弯、转弯到直线等多种行走方式，训练任务可以是其中的一种，也可以是多种组合。

5.4.1 模拟骑行的下肢康复虚拟现实系统设计

当下肢功能障碍患者恢复了一定的运动能力时，完全被动的固定位置控制方法便不再适于病患之后的病情恢复，而主动训练模式能够协助康复中后期的患者完成训练，并根据患者下肢的运动期望信号带动患者下肢完成训练，还可以根据患者康复情况设定不同的训练强度。踏车是一种广泛使用的下肢康复训练器械，骑行训练模式属于主动训练模式的一种，在模拟骑行姿态的同时，系统通过传感器感知并获取患者的运动意图，然后按预设的控制策略得出相应的末端运转速度进而帮助患者完成训练动作。

另一方面，虚拟现实技术可以为患者呈现丰富多彩的虚拟场景，踏车系统与虚拟现实系统的结合，可以更有效地激发患者康复训练的主动性和参与感，以及在虚拟场景中实现骑行目标的成就感，进一步提升康复疗效，骑行训练模式与虚拟软件系统之间的交互信息反馈是"人-机-虚拟场景"融合的重要保证。燕山大学设计开发了一种虚实结合的坐卧式骑行康复训练系统，主要由骑行训练模式与配套虚拟软件系统构成，其中虚拟软件系统的设计又分为虚拟情境规划和交互反馈机制两个方面，在户外骑行场景内，康复机器人带动患者髋关节、膝关节、踝关节运动对应于视点向前运动，康复机器人的运动速度对应于视点向前的运动速度，康复机器人停止运动时视点停止运动。虚拟情境的规划不仅要满足康复训练运动强度的要求，而且对患者的控制神经有一定的刺激，还要考虑该情境能否给予患者心理上的良性影响；交互反馈机制能够实现机器端与软件端双向的信息反馈，使虚拟情境更逼真、代入感更强。其整体控制流程图如图 5-21 所示，其交互控制机制主要体现在以下方面。

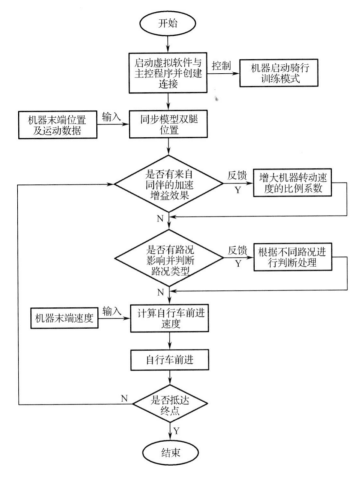

图 5-21　虚拟骑行训练控制流程图

① 动作实时同步机制：患者在主动训练时，将通过骑行训练模式采集的运动信息发送给虚拟软件端，用于控制虚拟人物模型的运动，从而实现患者下肢与虚拟下肢之间的运动同步。其中，髋关节、膝关节的位置及速度信号用于控制人物模型的下肢位姿，人物模型的前进速度与机械腿的末端速度成一定的比例关系，并可通过踝关节足底力信号间接控制人物模型的前进速度。

② 路况反馈机制：该虚拟游戏的路况主要分为平坦小路、泥泞小路、上坡路及下坡路 4 种。不同的路况对康复机器人的运转有不同的反馈作用，具体为：平坦小路属于普通赛道，在该路段时无明显反馈作用；泥泞小路属于障碍路段，当进入该

路段时，单车会受到减速影响；上坡路是全部赛道中最困难的路段，在该路段不仅会受到比泥泞小路更加严重的减速影响，还会受到重力加速度的影响，甚至可能会出现倒行的情况；下坡路一般设在上坡路之后，考虑到患者经过上坡路的大负荷训练后需要稍作休息，故将下坡路设为可受重力加速度加速影响的轻松路段。其实现方式与上坡路类似，仅取消力矢信号的判定区间，全程自动获得一定的加速系数。

选择了户外骑行作为主动训练的虚拟情境，其构建的情境为某个晴朗夏天的午后，几名年轻人结伴于某处森林公园骑行兜风时，即兴开始的比赛。整体画面基调为绿色且日照充足，画面鲜亮，给人一种明亮、轻快的感觉，如图 5-22 所示。

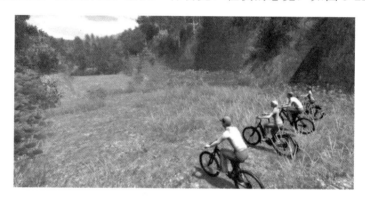

图 5-22　虚拟场景画面

骑行游戏设有视角切换按钮，在训练过程中可以在第一人称视角与第三人称视角之间随意切换，如图 5-23 所示。其中，第一人称视角为虚拟人物模型的视角，视野中是前方的道路和 NPC 同伴及两侧的树林，该视角偏重模拟骑行视角，侧重于患者的骑行体验；第三人称视角为虚拟人物左方且与人物模型平行移动，视野中为虚拟人物模型的运动情况，该视角主要用于患者观察自身下肢的运动情况，从视觉上感知自身运动。

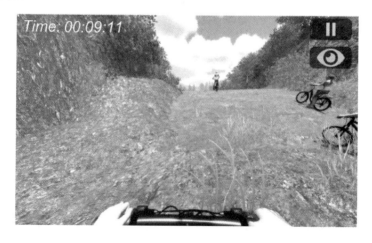

图 5-23　虚拟骑行场景第一人称视角

5.4.2 基于足踝作用力检测的下肢康复虚拟现实系统设计

正常的踝关节运动能够实现足部和踝关节的背伸/跖屈、内翻/外翻、内收/外展等基本运动,踝关节活动范围(或关节活动度,ROM)参数如表 5-18 所示。

表 5-18 踝关节活动范围参数

动 作	转 角 范 围	动 作	转 角 范 围
背伸	30°~42°	外翻	15°
跖屈	35°	内收	25°~30°
内翻	25°	外展	25°~30°

根据康复医学的基本任务和踝关节的解剖特点,踝关节康复的基本目标如下:

① 恢复和增强踝关节自如的收缩和舒张功能;

② 恢复正常的关节活动度,恢复和增强支配关节活动度的肌肉力量;

③ 恢复脚部正常感觉,增强人体本体感觉,提高关节协调性、稳定性,防止产生后遗症。

踝关节进行主动康复训练必须在受损伤的踝关节的解剖结构已经稳定,相应受损的组织已经趋于痊愈,可以进行主动训练的条件下进行。主动运动康复训练的主要目的是训练肌肉运动感知能力,增强人体的本体感觉,恢复和提高人体的平衡功能和协调性,巩固和提高踝关节的关节活动度,强健肌肉和韧带。踝关节主动康复训练场景的建立必须在能够满足踝关节康复运动的前提下,即实现踝关节的背伸/跖屈、内翻/外翻、内收/外展等基本运动,能够提供给患者愉悦的治疗环境和精确的测评、辅助、监控、训练等技术,保证踝关节主动运动康复训练的有效性。河北工业大学设计开发了一种虚实结合的踝关节康复训练系统,踝关节在进行康复训练时,其运动模式可以交互控制赛车游戏,它可以使患者完全地沉浸在场景中,让患者在游戏当中完成踝关节的康复训练。表 5-19 所示为虚拟现实场景和踝关节运动的映射关系。

表 5-19 虚拟现实场景和踝关节运动的映射关系

踝关节康复训练运动模式	机械平台运动模式	虚拟现实场景对象运动响应
背伸/跖屈	绕 X 轴转动	(赛车)前进/后退
内翻/外翻	绕 Y 轴转动	(赛车)上坡/下坡
内收/外展	绕 Z 轴转动	(赛车)左转/右转

踝关节康复训练的赛车游戏场景设计主要考虑恢复踝关节活动度到正常范围,恢复和增强支配踝关节活动度的肌肉力量和恢复足部正常感觉,增强人体本体感觉,提高关节协调性、稳定性,防止产生后遗症。赛车游戏场景是描述赛车在规定的赛道上行驶的过程。赛车为场景中的目标物体,踝关节通过控制机器人的动作来控制

目标物体的运动。赛车在赛道上的运动同样能满足踝关节在 3 个转动方向的运动。除了赛车的位姿坐标、方向角度是可变的，赛道也是可控的。患者通过调节赛道的难易程度来适应自己的康复训练。赛道的设计也是为了满足踝关节的运动，环形赛道不同路段都能反映一种或多种踝关节动作。患者也可以根据自己的损伤情况来设定适合自己踝关节的康复路径。例如，若需要重点康复背伸/跖屈动作，可以将满足此动作的路径设置长一些，重点康复这个动作。由于踝关节损伤大多要康复背伸/跖屈动作，内收/外展和内翻/外翻动作是由踝关节和足部协同完成的，因此，背伸/跖屈动作贯串整个场景，即赛车的前进/后退。

5.5 虚拟现实交互下的平衡功能康复应用设计

5.5.1 虚拟现实平衡康复原理

由于脑神经具有可塑性，即自身结构和功能可以随着内外环境的变化而不断修饰和重组，这也为脑卒中等神经损伤的功能康复提供了可能。中枢神经系统的可塑性依赖于传入刺激的存在，及时有效的功能训练有助于诱发来自皮肤、关节深浅感受器的大量信息被激活、调控初级感觉运动皮质和次级运动皮质功能。研究表明，脑卒中平衡功能障碍的改善可以通过输入正常的平衡功能运动模式来影响输出，促进正常平衡功能模式的形成，完成大脑皮层功能区"模式整合"，从而改善空间定向能力和动作的协调性；同时，肌肉和关节的运动反过来又向中枢神经系统提供了大量的浅、深感觉冲动的输入，激活中枢神经，这样就能有效地使患者的肢体运动尽可能协调和自然，达到最大限度恢复平衡功能的目的。

1. 虚拟现实游戏的任务导向性训练

任务导向性训练（Task-oriented Training，TOT）是以个体、任务与环境间的相互作用为基础的，在完成任务的过程中，患者不断得到成功和失败的反馈，大脑对获得的信息进行整合和重组，促使运动模式不断调整，形成优化的神经网络和运动程序，使者适应环境改变的同时，学会解决目标任务的方法，从而提高运动平衡功能。虚拟现实互动游戏可以为患者设置具体的任务和目标，促使者有针对性地完成动作，是一种任务导向性训练。在完成虚拟现实互动游戏的过程中，可以通过控制虚拟场景对象的走向来引导患者双侧下肢运动、重心移动，患者两侧肢体轮流负重，双侧体感输入刺激大脑皮质运动中枢，促进姿势和身体各部分信息的整合，同时可重复练习患者肌群间的伸屈协同性，使者通过学习控制主动肌、拮抗肌的力量，进行肌力训练，促进患者恢复平衡功能。

2. 虚拟现实的视觉反馈与主动训练融合

人体运动控制依赖于中枢神经系统控制下的感觉系统和运动系统的参与及相互

作用，良好的平衡依赖视觉、本体感觉、前庭系统、精细触觉、不同水平的神经系统整合。研究已经证实，脑额叶前部皮层是最重要的控制人类平衡的大脑区域之一，它们共同提供关于头部的位置和运动信息的环境，以及基于信息视觉线索提供的视觉环境。本体感受和躯体感觉系统的主要作用是分布式触觉感觉输入刺激到神经层面，并提供肢体位置和中枢神经系统之间的关系。它们位于内耳前庭系统，用于控制和感知运动及空间位置。大脑受损后，这些系统的功能减退，在这些控制感觉输入的一个或两个系统失效的情况下，可以利用不同收益分配的感官输入，以弥补受损系统，提供视觉上的反馈刺激，让患者及时了解自身姿势变化的信息将有助于平衡功能的快速恢复。

5.5.2　虚拟现实平衡康复训练应用设计

1. 基于足底压力检测的虚实交互平衡功能康复训练

（1）足底压力与虚拟场景的交互

在人体与地面的接触过程中，足底承受了人体的重量，其压力分布变化反映了人体姿势的变化，也是评估人体平衡功能的重要指标。事实上，无论是测力平台还是压力平板系统，直接检测的都是用户足底压力分布情况。压力中心（Center of Pressure，CoP）是指地面对足底的反作用力的支撑点，可以由一个或两个测力平台测得；直接测量人体重心并不容易，但研究已证实，重心与压力中心具有良好的相关性。因此，在平衡功能评定应用中常用压力中心代替重心。

基于足底压力检测的虚拟现实平衡康复训练系统包括能检测足底压力变化的测力平台，以及能展示虚拟场景的虚拟现实显示装备（如虚拟现实眼镜），用户站在测力平台上操控虚拟现实游戏，系统通过"游戏式"的过程达到康复训练的目的。其中，测力平台实时监测足底压力分布及其压力中心（近似为身体重心），而双足压力分布变化将影响虚拟场景对象的运动速度和运动方向，用户通过调整姿态（身体平衡状态）来实现对虚拟场景对象的实时控制（见图5-24）。

（2）足底压力控制的虚拟现实平衡功能训练

一种结合虚拟现实眼镜和平衡称的虚拟现实平衡康复训练系统如图5-25所示。游戏内容以三维接

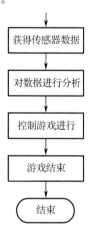

图 5-24　足底压力检测（压力中心）对虚拟现实游戏的控制

水果游戏为主，用户利用平衡称控制游戏中的角色往4个方向移动，如果游戏角色接到掉落的水果则获得分数，碰到掉落的障碍物则扣除分数；用户在平衡称上往4个方向倾斜，平衡称将施力方向的数据传输到虚拟游戏控制程序，游戏角色会根据平

衡称上力的方向进行移动，如果在三维坐标点上与掉落的物体发生碰撞，则结算分数。

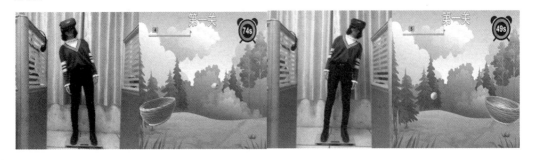

图 5-25　用户通过重心偏移（身体移动）控制虚拟场景接水果示意图

2．基于体感检测的虚拟现实平衡功能康复训练

（1）基于体感检测的身体重心估计及其虚拟场景的交互

体感设备以其安全可靠、便携、成本低廉、使用方便的特点在康复医学领域获得了广泛的关注。体感技术（动作感应控制技术）属于虚拟现实技术范畴，体感设备通过机器学习等特殊方式，识别、解析人体的动作并做出反馈。基于体感设备 Kinect 的康复训练系统以体感交互游戏的形式让用户摆脱了贴身传感器的束缚，可以徒手进行操作。这里将身体重心映射到木桶中心位置，实现以身体重心调节控制木桶位置。

（2）身体姿势控制虚拟场景的平衡功能训练应用

一种基于虚拟现实的平衡功能测试与训练系统，其用户定位为平衡康复后期的平衡功能障碍患者，以及需要进行平衡功能评估与训练的老年、成年人及儿童。该系统总体由平衡测试子系统和平衡训练子系统构成，其中测试子系统由体感检测系统实时监测用户身体姿态，而训练子系统由虚拟现实眼镜展示虚拟游戏场景，用户为了完成虚拟场景的游戏任务需要调整身体姿势，而身体姿势变化又会表现为虚拟场景游戏主角的状态改变。

虚拟现实平衡功能测试系统的设计原则是保证测试流程的标准化，即被测试者都会使用相同的方法，受到相同的监督，完成相同的任务，得到同样有效的结果。虚拟现实平衡功能训练系统的设计原则是让用户坚持完成指定时间的训练即可。

如图 5-26 所示，测试模式下，用户站在一个约 $0.1m^2$ 的平台上，脚下是测试任务提示与计时的用户界面信息，训练过程中平台会匀速上升，升至制高点后，可以再次匀速下降，测试流程中视线监督信息会直接由用户界面信息呈现，起到视觉引导和视线监督的作用。在训练情况下，用户可以伸出自己的左、右手，通过单手握拳的方式控制脚下平台的升降，并可以自主控制训练的节奏和难度。

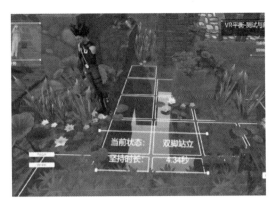

图 5-26　虚拟现实平衡康复训练升降平台场景

5.6　虚拟现实与康复训练机器人集成应用设计

虚拟现实技术具备沉浸感强、趣味性高、安全性高的特点，并且能够提供多感官刺激及反馈；康复机器人具备精准的力位控制及反馈，能够提供更加真实的人机交互。虚拟现实技术与康复训练机器人的集成，为康复训练中动机维持、重复训练及结果反馈等关键环节提供技术保障，有利于改善康复训练效果。

虚拟现实技术与康复训练机器人的集成发展具备以下特点：①交互性逐渐增强，由简单的末端牵引式平面运动转变为多关节外骨骼空间运动，由位置反馈的跟随虚拟场景运动转变为结合力矩反馈的虚拟场景交互控制运动；②沉浸性增强，由平面式视觉呈现转变为三维空间视觉呈现，由单一的视觉反馈转变为视觉、听觉、触觉等多感觉反馈；③趣味性增强，由简单的 Reaching 训练任务转变为交互式训练游戏。结合虚拟现实技术的康复训练机器人使患者在虚拟环境中，体验式地完成可控制的运动或操作，并且虚拟环境能够通过机器人系统真实作用于患者运动，为患者带来更加真实的感觉反馈，能够有效提高患者治疗的积极性、主动性与参与性，为改善康复训练效果创造有利条件。

为满足康复训练对康复训练环境的沉浸感、趣味性及交互性的需求，虚拟现实与康复训练机器人的集成应该具备两个条件：①同步性，虚拟环境与机器人系统运动达到一定的同步性，患者视觉上无法辨别出二者之间的运动差异，虚拟场景才能提供有效的视觉反馈，使患者认为虚拟环境中的运动就是自己真实的运动；②交互性，机器人与虚拟环境具备一定的交互控制能力，一方面，虚拟环境应对机器人的运动或受力做出恰当的反应，另一方面，机器人系统能够响应虚拟环境的环境力，做恰当的运动。

1. 虚拟现实与康复机器人的运动同步

机器人的运动控制依赖于每个关节电机的运动控制，PLC 控制框架具备扫描周期固定且按照逻辑运算关系顺序执行的特点，是目前用于电机控制最广泛的技术之一。PLC 将轨迹规划后的机器人关节运动数据传输至驱动器，驱动器驱动电机实现响应运动。其中，驱动器具备位置、速度及力矩（电流）3 种工作模式。

（1）工作在位置模式下

控制器只需要按照时序发送位置命令，速度环和电流环计算由驱动器完成，减小了控制器的运算负担。通过 PLC 的位置发生器可以实现将位置信息按照扫描周期发送给驱动器。驱动器和电机与编码器、霍尔传感器等形成闭合控制回路，驱动器通过 PID 运算将位置命令转换为速度命令并传递至速度环控制回路，速度命令经过 PI 运算被转换为电流命令进入电流环回路，电流环通过 P 运算控制输出电流，实现电机的运动。其中，控制器可以通过速度前馈和加速度前馈对电机的运动速度和加速度进行补偿，从而实现电机的速度控制和加速度控制。在控制器中，设置了位置限位，可以将电机运动范围限定在安全范围内，从而提高系统的安全性。

（2）工作在速度模式或力矩模式下

控制器需要按照周期发送速度或力矩（电流）命令，而位置与速度和力矩的转换运算在 PLC 或上位机完成，并且关节电机的运动位置反馈闭环也应设定在上位机中，这对上位机的计算能力要求较高，但是容易实现对机器人的力位控制算法。

2. 虚拟环境与康复训练机器人的交互控制

为了实现虚拟环境与机器人的有效交互，需要机器人系统具备对关节受力和交互力的精确采集及准确控制。交互力和关节输出力既可以通过力/力矩传感器直接测量，也可以通过电机的输出电流换算，但是后者往往无法排除摩擦力、惯性力的影响而产生较大误差。通过力/力矩传感器交互力的雅可比矩阵可以换算出机器人各关节的分量，实现对关节力及交互力的控制。机器人对关节输出力的控制，主要是通过力位控制算法实现的，可以直接对机器人的期望力和位置进行控制。力位混合控制包含位置和力两个控制反馈回路，都有相应的控制法则和反馈系统，将传感器采集的位置误差信号和力误差信号分别经过位置控制回路和力控制回路反馈至驱动单元，形成综合控制指令，驱动电机完成响应。当患者与机器人交互时，由于交互力的参与使得机器人关节电机的受力发生变化，若忽略交互力对机器人的惯性力、重力及摩擦力的影响，交互力的变化直接反映到电机的输出力上。因此，通过交互力反馈形成对电机输出力的控制，就可实现对交互力的有效控制，如图 5-27 所示。

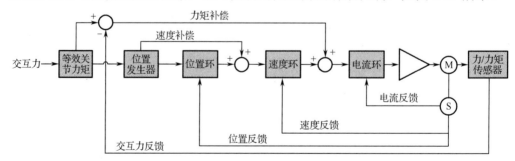

图 5-27 机器人交互力控制流程图

虚拟场景与机器人系统的交互，主要通过力位控制算法实现。将虚拟场景的位置反馈至机器人系统，实现虚拟场景运动的闭环控制。根据设置的环境刚度，将其转换为环境接触力，反馈至机器人系统，机器人系统根据反馈的环境接触力产生相应的位移，实现对虚拟环境的力反馈，并结合力/力矩传感器实现对机器人输出力的闭环控制，从而实现机器人与虚拟场景的力位交互，如图 5-28 所示。

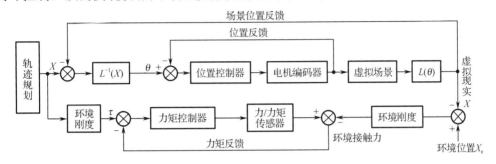

图 5-28　机器人与虚拟场景交互力位控制模型

3. 结合虚拟现实技术的康复训练机器人系统搭建

北京航空航天大学结合虚拟现实技术搭建了用于腕关节康复训练的机器人系统。通过虚拟现实场景提供视觉反馈，外骨骼机器人提供力触觉及本体感觉反馈，构建了多模态信息融合反馈的训练环境。康复训练机器人具备被动训练、助理训练、主动训练等多种模式，通过安装在末端的六维力/力矩传感器实现对交互力的实时监测，并结合机器人力位控制算法，实现了对交互力的实时控制。虚拟环境与机器人通过 ADS 通信技术，实现了机器人系统与虚拟环境运动同步及交互控制。将设定的虚拟环境刚度转换为人体与虚拟环境的交互力，并结合机器人力位控制算法，实现了人与虚拟环境的力位交互，为构建多元化、沉浸式的康复训练环境提供了技术基础，如图 5-29 所示。

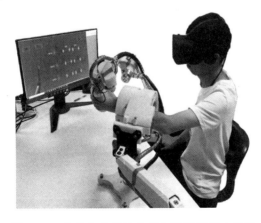

图 5-29　腕关节虚拟现实康复训练机器人系统

思考与练习

1．肢体运动功能的主要特征及其生理参数表征。

2．肢体运动康复和力触觉康复的虚拟现实系统有哪些相同点和不同点。

3．上肢虚拟现实康复系统的关节运动参数包括哪些方面？举例说明它们可以用哪些物理参数进行描述。

4．以体感上肢虚拟现实康复系统为例，请说明如何实现患者康复训练与虚拟环境对象的同步互动。

5．虚拟现实技术与康复机器人结合有哪些优点？

第 6 章　虚拟现实技术的认知与神经心理康复应用

内容提要

认知与神经心理疾病康复是虚拟现实技术的另一个重要应用方向，特别是虚拟现实构建的虚拟环境能够有效引导、调控高级神经活动。本章将在简单介绍认知与神经心理康复的基础上，重点介绍虚拟现实技术用于认知与神经心理康复的技术设计方法，以及虚拟现实技术在认知与神经心理康复方面的应用。

6.1　认知与神经心理康复基本知识

广义上讲，认知（Cognition）是指大脑将接收的外界输入信息经过加工处理转化为内在心理活动，进而支配人的行动的全过程，涉及学习、记忆、语言、思维、精神、情绪等。认知障碍（Cognition Impairment）是指与学习、记忆及思维判断有关的大脑高级智能加工过程出现异常，从而导致影响学习、记忆，同时伴随失语、失认、失用或痴呆等病理过程。认知障碍主要表现在以下几个方面。

（1）学习、记忆障碍

记忆是处理、存储和回忆信息的能力，与学习和知觉息息相关。大脑皮质不同部位受损可能引起不同类型的记忆障碍，例如，额叶海马区域受损主要引起空间记忆障碍，蓝斑、杏仁核区域受损主要导致情感记忆障碍。

（2）失语

失语是由于脑损伤所导致的语言功能交流障碍，患者虽无视觉、听觉以及口、咽、喉等发音器官功能障碍，但听不懂别人和自己的声音，说不出要表达的意思，不理解也不能写出患病前能读会写的字句。

（3）失认

患者虽无视觉、听觉、触觉、智能和意识障碍，但不能通过某种感觉通道辨识以往熟悉的物体（可以通过其他感觉通道进行识别）。

（4）失用

患者在既无运动麻痹、共济失调、肌张力障碍和感觉障碍，也无智能和意识障碍的情况下，不能在全身动作配合下正确使用部分肢体功能去完成过去已经习惯的动作。

（5）痴呆

痴呆是认知障碍最严重的表现形式，是因慢性脑功能不全而产生的获得性和持续性智能障碍综合征，如不同程度的记忆、语言、视空间功能障碍，以及人格异常、认知能力下降。

1. 老年认知功能障碍

随着年龄增长，老年人逐渐出现功能衰退，而不同程度的认知功能障碍是人口老龄化导致的重要社会问题。老年性痴呆是指老年人老化程度超过生理变化而引起的脑功能认知障碍。引起痴呆的原因包括变性病性和非变性病性，阿尔茨海默病属于典型的变性病性痴呆，非变性病性痴呆包括血管性痴呆、感染性痴呆等。

阿尔茨海默病（Alzheimer Disease，AD）是老年人最常见的神经退行性疾病之一。据统计，65 岁以上的患病率约为 5%，85 岁以上的患病率高达 20%。

阿尔茨海默病通常无确切发病时间和发病症状，早期不易发现，而一旦发生就呈现不可逆的缓慢进程，表现出认知功能障碍、精神行为症状和社会生活功能减退等。认知功能障碍是阿尔茨海默病最具特征的临床表现，随着病情发展而逐渐出现，表现为掌握新知识、熟练运用知识和社交能力下降，严重时出现时空定向力障碍。阿尔茨海默病根据患病程度可分为轻度、中度和重度。

① 轻度阿尔茨海默病：记忆力逐步下降，其中近期记忆障碍明显，而远期记忆可保留，注意力下降，学习能力下降，语言功能受损等。

② 中度阿尔茨海默病：近期记忆功能减退加剧，远期记忆能力也受损，智能下降，语言功能明显受损，判断力和理解力下降，计算力丧失。

③ 重度阿尔茨海默病：上述各项功能严重受损，活动能力减退，逐渐卧床，大小便失禁，生活可能完全依靠护理。

血管性痴呆（Vascular Dementia，VD）是指因脑血管疾病所致的智能及认知功能障碍的临床综合征，是发病率仅次于阿尔茨海默病的高发性老年疾病。血管性痴呆与阿尔茨海默病相比，患者多有脑卒中病史，约三分之二的脑卒中患者具有认知功能障碍。脑卒中后伴发各种类型及不同程度的认知障碍，包括非痴呆型血管性认知障碍、血管性痴呆和混合性痴呆等。血管性痴呆的主要临床表现包括以下几种。

① 多梗死性痴呆：这是血管性痴呆中最常见的类型之一，是由皮质和皮脂腺血管区多发梗死所致的痴呆，患者有反复多次缺血性脑血管疾病发作的病史。由于每次发作都会遗留或多或少的精神和神经症状，最终发展成为全面、严重的智力衰退，典型表现为一侧的运动和感觉功能障碍、突发的认知功能受损。

② 关键部位梗死性痴呆：是指与高级认知功能有关的关键皮质功能部位缺血梗死所致的痴呆。病变部位位于皮质或皮质下，如海马、角回、丘脑、基底节等，可能出现记忆障碍、表情淡漠、主动性减退、发音困难和意识障碍等。

③ 皮质下血管性痴呆：多发于前额叶皮质下区域，与小血管病变有关，以腔隙性梗死、局灶和弥散的缺血性白质病变和不完全性缺血损伤为特征。

2. 儿童神经心理与认知康复

孤独症（Autism，又称自闭症）的特点主要表现为社会交往和人际交流障碍、刻板重复性行为、对常规行为可能产生过激反应。孤独症患者在社会交往、情感认知等方面存在质的缺陷，与人交流时缺乏眼神沟通，对语言缺乏敏感性和反应能力；无法识别基本的人类情感，不会主动寻求帮助，无法产生分享行为。孤独症患者的运动能力也存在缺陷，有相当一部分孤独症儿童无法完成走、跑、跳等最为基本的动作，部分患者甚至有过激反应，表现出自我伤害及侵略性的行为。

孤独症通常起病于 3 岁前，其中约三分之二的患儿出生后逐渐起病，其早期行为特征可归纳为不看/少看、不应/少应、不指/少指、不语/少语、行为不当等，典型症状包括社会互动缺陷、固定的兴趣及重复的行为，以及智力和感知觉障碍、精神发育迟滞等。表 6-1 列出了孤独症分级及其主要障碍特征。

表 6-1　孤独症分级及其主要障碍特征

严重程度	社交沟通	固定兴趣，重复行为
LEVEL3 非常需要实质性支持	严重缺少语言和非语言社交能力，很少发起与他人的互动，对于来自他人的交往请求给予很少的回应	行为刻板，应对变化极端困难，或出现其他有限的重复性行为，各方面表现出明显的功能性障碍。非常痛苦或困难地改变特定的兴趣和行为
LEVEL2 需要实质性支持	明显缺少语言、非语言社交沟通能力，在有支持的情况下仍有明显的交往障碍，很少主动发起互动，对于来自他人的提议不回应或者非正常回应	行为刻板，应对变化困难，其他有限的重复性行为频繁出现，明显不同于一般的观察者，并且在各种环境下具有功能障碍
LEVEL1 需要支持	没有支持的情况下，缺少社交沟通。难于主动发起交往互动，并且对于他人的交往诉求表现出明显的、非常规的和失败的反应。可能表现出对社交互动不感兴趣	行为刻板造成明显的功能性干扰。在不同活动之间的转换困难，组织和计划问题妨碍了独立性

注意缺陷多动障碍（Attention Deficit Hyperactivity Disorder，ADHD）是儿童时期常见的神经发育障碍，又称为多动症，主要表现为个体的抑制功能损伤，临床表现为持续超过 6 个月出现注意缺陷、多动、冲动等症状。多动症的核心缺陷是执行功能障碍，主要是反应抑制功能的损伤，因此反应抑制缺陷是多动症的核心成分。执行功能是对认知和行为进行有意识控制的心理过程，其本质是对其他认知过程进行的控制与调节，与前额叶皮层、边缘系统等神经环路存在密切联系。通常认为，多动症存在 3 种成分的反应抑制。

（1）持续反应抑制缺陷

持续反应抑制缺陷是指不能有效地抑制正在进行的反应。停止信号任务（Stop Signal Tasks，SST）是目前持续反应抑制研究最常用的实验范式之一。停止信号任务要求被试者对靶刺激进行判断和反应，与 Go/No-Go 任务相似，如果出现停止信号，则停止反应。Logan 等人对多动症儿童、品行障碍儿童和正常儿童施加停止信号任务，发现多动症儿童的停止信号错误率明显大于正常儿童，提示多动症儿童存在持续反应抑制的缺陷。

（2）优势反应抑制缺陷

优势反应抑制缺陷是指不能有效地抑制先前已经被强化的反应。抑制冲突任务是目前优势反应抑制研究最常用的实验范式之一。抑制冲突任务先让被试者对靶刺激

（位置或颜色）形成优势习惯，再让被试者抑制先前的优势反应。研究发现，多动症儿童的抑制冲突任务错误率明显大于正常儿童，提示多动症儿童存在优势反应抑制的缺陷。

（3）干扰反应抑制缺陷

干扰反应抑制缺陷又可分为认知抑制缺陷和行为抑制缺陷。Simon 任务是目前干扰反应抑制研究常用的实验范式之一，它利用了认知心理学中的 Simon 效应——尽管刺激的空间位置与任务无关，但当刺激的空间位置与预先设定的反应键位置一致时被试的反应较快。

6.2 虚拟现实与神经心理认知

1. 虚拟现实环境的学习效应

虚拟现实技术成功应用于娱乐或医疗等多个方面，很大程度上是由于虚拟现实带来的"沉浸感"，即让处于虚拟现实环境中的用户能感受到类似处于真实世界中的体验。虚拟现实技术相比普通显示技术最大的优势是能够提供一个沉浸式的、更接近于真实生活环境的体验，虚拟现实环境是一个精准可调控的系统，通过设计虚拟现实场景，并记录体验者的行为和交互反应，可以达到利用虚拟现实环境来进行某些人体功能的测试、训练及恢复的目的。虚拟现实技术的优势在于它固有的仿真环境特性，可以同时调动并整合一系列的技巧和多种认知功能。有研究表明，当人处于三维虚拟现实环境中时，额叶中线的脑电能量显著高于身处二维环境中的，表明当人沉浸在有丰富环境细节的虚拟现实场景时，需要分配更多的大脑资源来控制认知和运动。基于此，人们不断探索利用虚拟现实技术来训练改善某一生活行为，或是整体性地提高人脑的认知功能。

事实上，应用虚拟现实技术对脑功能损伤进行干预和治疗已经在很多研究中被证明是切实有效的，如对于孤独症患者的社交能力、认知功能的恢复。使用计算机程序对认知功能障碍患者进行的计算机认知训练（Computerized Cognitive Training，CCT）是更为传统的技术，已经广泛应用于对重度抑郁症患者、老年认知功能障碍患者的认知功能进行恢复研究。但有研究表明，对于阿尔茨海默病患者，常规的 CCT 技术无明显疗效，而沉浸式虚拟现实认知训练能显著改善其认知功能。

由于虚拟现实的沉浸感特性，虚拟现实技术在精神疾病的治疗研究方面有着越来越多的应用。例如，对于焦虑症，可以通过虚拟现实创造一个平行于现实世界的沉浸式可交互环境。进一步地，在利用虚拟现实帮助孤独症患者进行社交训练时，可以让患者在一个更不易感到焦虑的平台上进行复杂的社交任务，其优势主要体现在：它可以提供一个安全的日常内容平台来让患者进行训练，让患者进行一些简单的日常生活任务，比如邀请别人来自己的生日派对；患者可以多次训练同样的内容，还不会因为害怕犯错而感到焦虑。

另外，虚拟现实在健康群体认知功能提高方面的应用也一直受到人们的关注，尤其是在教育方面的应用。许多科学领域相关的知识都要求具备对抽象概念和空间关系的理解，如人体解剖结构、分子结构、物理学的空间概念等。有研究表明，在虚拟现实环境下训练后，学生可以更好地记住学到的内容并加以应用。一些理论认为，通过将沉浸式三维虚拟现实环境与特定学习策略相结合，可以创建一个计算机-调节-学习者的"智力伙伴关系"。这种伙伴关系产生了独特的感知体验，有助于其认知成绩的提高。

2. 虚拟现实对记忆的影响

记忆是人脑对经历过事物的识记、保持、再现或再认，它是进行思维、想象等高级心理活动的基础。根据是否有意识参与，记忆可以分为陈述性记忆和非陈述性记忆。有意识参与的记忆是陈述性记忆（外显），而不需要意识参与的记忆是非陈述性记忆（内隐）。随着虚拟现实技术的不断成熟，越来越多的研究者将其作为研究记忆的一种重要技术，这是因为虚拟现实环境可以高度定制，从而满足各种研究任务的需要，还能对学习经验进行实验控制，并且作为学习新信息或利用过去记忆指导未来行为的载体。

（1）虚拟现实对工作记忆的影响

工作记忆是指个体在进行复杂的认知活动时，对信息进行暂时的加工与存储的记忆系统，它是认知心理学中较为重要的一项认知能力，具有"个体的认知中枢"称号。研究表明，个体的认知水平与工作记忆存在高度相关性，工作记忆还与写作、阅读及推理等能力的高低紧密联系。虚拟现实结合临床电生理信号（脑电）的研究表明，相较于简单的三维模式，被试者在虚拟现实模式下具有更好的游戏表现，并且能维持更长时间的高水平工作记忆状态，这一研究为将虚拟现实游戏应用于工作记忆训练提供了理论支持。此外，还可将脑电图与虚拟现实导航任务结合，用于研究视觉空间工作记忆任务在编码和检索阶段的神经活动模式，相关报道表明，通过虚拟现实导航任务对视觉空间信息进行编码比检索具有更高的大脑负荷。

（2）虚拟现实对情景记忆的影响

情景记忆是对情景丰富且与个人相关的过去事件的记忆，是"自传式"的主观记忆。虚拟现实允许用户在接近现实的环境中创建、探索和交互。因此，虚拟现实可以促进情景记忆，特别是老年人的情景记忆。具体地，虚拟现实可能由于具有以下 3 个特性而促进情景记忆：第一，虚拟现实允许被试者从"自身"角度进行体验，这一特性将虚拟现实置于单纯动作观察（如视频）和真实动作执行之间的中间位置，对大脑活动有重要的反弹作用，由此提示虚拟现实允许以自我为中心的编码和检索，可能是一个有效的情景记忆训练工具；第二，虚拟现实允许"主动"导航，用户可以通过操纵键盘、操纵杆或控制器主动去探索虚拟环境，在虚拟世界中，用户可以选择方向，并通过调节运动速度来获得行走或跑步的感觉，研究已经证实，情景记忆中虚拟人行道情境可以弥补老年人减少的自发运动；第三，虚拟现实可以提供包含丰富刺激的虚拟环境，而丰富的三维场景能够刺激海马体活动从而促进情景记忆。

（3）虚拟现实对长时记忆的影响

从保持时间长短的角度，记忆可以分为感觉记忆、短时记忆和长时记忆。长时记忆是能够保持几天到几年的记忆。衰老往往会造成长时记忆功能衰退，从而导致记忆缺陷疾病。使用具有沉浸感和交互性特点的虚拟现实技术，可以为衰老引发的记忆缺陷疾病提供新的治疗方法。整体研究结果为虚拟现实认知训练在神经心理康复中的应用提供了进一步的支持。

6.3　虚拟现实技术的认知与神经心理康复设计

6.3.1　儿童孤独症虚拟现实康复训练系统

自 1996 年 Strickland 首次提出可以运用虚拟现实技术为孤独症儿童提供新的治疗和干预的手段以来，虚拟现实技术在孤独症干预中的研究便逐渐展开。一方面，研究开发针对不同对象的适宜的虚拟现实场景；另一方面，探索认识虚拟现实场景要素影响孤独症疗效的作用规律。

儿童孤独症虚拟现实康复训练系统旨在提供一个沉浸式的、可视化的虚拟现实环境，通过康复训练提高孤独症儿童的社交能力、认知能力，并改善情感方面的缺陷，因此需要重点考虑虚拟系统的视觉、触觉和听觉等特征提示。一些研究结果证实，孤独症儿童的视觉系统相对于听觉系统来说较为灵敏，他们对视觉文字信息的记忆较好，理解视觉信息也相对较快；同时，孤独症儿童的空间感知也与正常儿童不同，而且他们更偏爱冷色。

1. 虚拟游戏任务设计

（1）基础训练类虚拟游戏任务

针对儿童孤独症康复的游戏训练项目一般包括颜色训练、数字干预、指令认知干预等类型，各类任务的主要特征及其要求如表 6-2 所示。

表 6-2　儿童孤独症基础训练类虚拟现实常用游戏任务

游戏任务	游戏资源	任务要求	完成情况评价
颜色训练	不同颜色的虚拟物品（如玩具小球）； 有特定颜色，用于放置玩具小球的容器	抓取虚拟物品并放入与物品颜色匹配的容器中	正确选择并完成会出现奖赏性画面或图标
数字干预	可选择的视听资源，如电视、音乐节目； 儿童熟悉并喜爱的环境	根据个人兴趣在虚拟环境中选择自己喜欢的视听资源	正确选择并播放对应的视听节目
指令认知	待移动的虚拟物体； 预先设定的虚拟物体置区域	将虚拟物体搬移到预设区域	有效完成任务可进入下一关

（2）生活技能类虚拟游戏

生活技能类游戏任务是针对一些常见的日常生活场景，建立能体现其中主要元素及处置流程的虚拟场景，通过操作虚拟场景及其元素训练孤独症儿童的日常生活技能。表 6-3 总结了火灾逃生、乘坐公共汽车、超市购物 3 种常见生活场景技能训练的虚拟康复游戏任务的设计。

表 6-3　儿童孤独症生活技能类虚拟现实常用游戏任务

游戏任务	训练目标	关　键　点	主要训练内容
火灾逃生	学习掌握遇到火灾的逃生过程及其技能要领	毛巾、手帕	火灾发生，根据语音及画面提示走到毛巾、手帕处，在虚拟场景中拿取相应物品
		水杯、饮水机	拿到毛巾或手帕后，语音及画面提示就近到达水杯、饮水机等水源地所在位置，按提示做出取水浸湿毛巾或手帕的动作
		捂住口鼻	完成纺织物浸湿动作后，语音及画面提示捂住口鼻动作
		安全出口、楼梯	完成捂住口鼻动作后，语音或画面提示快速离开火灾现场，依照安全出口标识找到最近楼梯
乘坐公共汽车	训练乘坐公共汽车的能力	提供乘车信息	乘车过程的开始阶段，通过家长或老师的角色提供参与训练的儿童需要乘坐的公共汽车路线、出发地、目的地等信息
		等车、排队上车	让参与训练的儿童置身于车站环境中，通过不同程度的语音及画面提示，引导其遵守规则完成排队上车，并乘坐正确的公共汽车，同时检测在过程中是否有插队等不守规则的行为
		上车买票	通过恰当的语音及画面提示引导参与训练的儿童根据实际情况完成投币或刷公交卡的上车买票操作，同时检测是否有错误的操作或者没有完成相应的操作
		找到座位坐好或抓好扶手	通过恰当的语音或画面提示，引导参与训练的儿童根据车上空位情况合理判断选择抓住扶手还是在空位坐下，同时检测参与者是否有不抓扶手、头探出窗外等错误行为
		安静乘车，在正确站点下车	检测参与训练的儿童是否安静站立或坐好；当公共汽车到达下车站点后，利用恰当的语音及画面引导参与训练的儿童下车
超市购物	训练进入超市购物的生活技能	提供购买商品信息	通过语音或商品模型提示，提供参与训练的儿童需要购买的商品及数量信息
		拿起购物篮	让参与训练的儿童置身于超市环境中，通过语音及画面提示，引导其走到购物篮放置区域拿取购物篮并进入购物区
		选取指定商品	通过语音及画面提示，引导参与训练的儿童到达商品所在位置，拿取正确数量的指定商品放入购物篮中，并引导到达收银区域
		收银结账	通过语音和画面提示，引导参与训练的儿童根据收银员的付款金额提示，选择正确的付款金额完成结账过程

2. 儿童孤独症虚拟现实康复训练系统设计

为了实现儿童孤独症虚拟现实康复系统软件游戏、场景渲染和人机交互相关功能，通常会将建模软件、三维引擎、体感交互设备进行集成使用，系统整体结构如

图 6-1 所示。其中，虚拟现实设备是系统虚拟环境的输出设备，桌面式、头盔式的虚拟现实设备都被广泛使用，目前大多数选用头盔式虚拟现实设备，它不仅具有三维视觉场景呈现功能，还配置了立体声耳机、头部运动跟踪器等。交互设备作为系统与外部训练环境进行人机交互的桥梁，让参与训练的孤独症儿童与虚拟环境进行人机交互，多采用体感设备作为训练交互设备。情景处理系统作为虚拟环境的主要产生环节，是训练系统的重要组成部分，该部分主要为软件部分，通过三维引擎（如 Unity 3D）设计开发完成，主要功能是产生虚拟环境及相关训练内容。动作处理单元是交互设备中交互设备与情景处理系统进行交互的中间处理单元，是系统的软件组成部分之一，该部分的主要功能是将从交互设备中获取的交互信息映射到虚拟环境中对应虚拟人物的交互动作上，从而完成整个训练的交互过程。

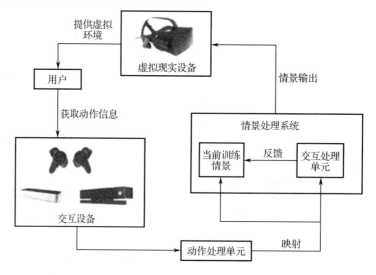

图 6-1　儿童孤独症虚拟现实康复训练系统基本组成

6.3.2　虚拟现实技术的空间认知训练应用

老年人脑功能的衰退最直接的表现是认知能力的下降，"迷路"是老年人认知能力退化的一个常见表现。随着我国工业化水平的不断提高，越来越庞大的城市建筑规模会导致城市空间中的各种信息刺激不断叠加。人们对城市空间信息的提取会受到严重干扰，加之人们视线上的通达程度越来越低，宏观层面上的信息很难被大脑辨别获取，这将普遍造成老年人迷路。

认知能力是人脑加工、存储和提取信息的综合能力，包括记忆力、视觉分辨能力、空间想象能力等，它是人们成功地完成行为活动最重要的心理条件之一。认知心理学（Cognitive Psychology）研究的主题在于人类如何获取信息以及如何存取信息，该领域有研究成果表明，对寻路过程有空间认知价值的地理信息是路线中各路段的名字、拐弯点及沿途的路标。

虚拟现实技术是可用于训练、评估并提升空间导航能力的一项非常有用的工具。

一个完全沉浸式的虚拟现实系统能够最大可能地排除外界的干扰，并使用户在虚拟环境中进行沉浸式的空间导航。空间导航是一项复杂的技能，涉及视觉、本体感受和前庭信息的整合，涉及多个认知过程，如视觉感知、空间定位、学习和记忆等。因此一个人的空间导航能力的强弱很大程度上反映了其认知能力的高低。采用沉浸式的虚拟现实系统，既节省了空间成本和时间成本，又可以为早期发现和修复认知与导航能力缺陷提供一个有效的环境。

1．空间认知虚拟现实任务设计

近年来，许多研究涉及虚拟环境中的空间导航，如 Morris 水迷宫任务实验、地板迷宫测试（FMT）、现实虚拟城市"寻路"实验等，其中比较有代表性的有地板迷宫测试（见图 6-2）。地板迷宫测试是一个在虚拟环境中具有实用性的主动导航评估测试，它要求被试者在不熟悉的二维地板迷宫中进行导航；实验研究发现，地板迷宫测试的表现与认知能力相关，甚至与执行功能相关。

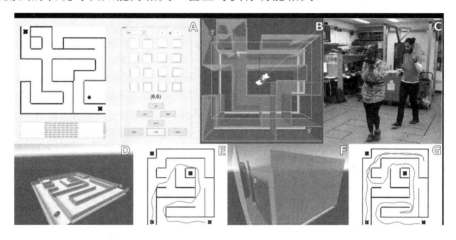

图 6-2　地板迷宫测试

有研究团队将空间导航能力作为轻度认知障碍（MCI）和阿尔茨海默病（AD）人群的早期诊断标记物进行研究，他们通过搭建一个虚拟城市（见图 6-3）来检验患有轻度认知障碍的被试者在一个虚构的城市中是否具有有效导航能力。

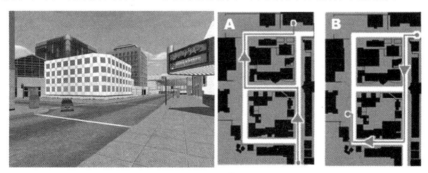

图 6-3　虚拟城市导航对阿尔茨海默病的评估

2. 虚拟社区导航的空间认知训练应用设计

整个虚拟社区寻路场景如图 6-4 所示。整个社区模型长约 200m，宽约 150m，包含住宅楼、道路、树木、公园等。整个任务共设置了 5 个目标点，设置在道路间的交叉路口处。当被试者抵达目标点后，该目标点会消失，并且产生下一个目标点。目标点会出现在需要移动至区域的正上方。被试者可以凭借目标点的指引抵达下一个区域，以此类推，完成整个寻路过程。由于寻路的空间场景巨大，且部分老年人的身体无法支持长时间行走，通常使用手柄结合被试者的姿态控制人物在虚拟环境中移动。由于虚拟现实头盔能实时捕捉头部姿态，被试者可以在现实中转向从而控制在虚拟空间中的转向；头盔的转动可以实现视角的实时切换。头盔还具有高刷新速度，能实时传递人物在虚拟空间中的位置信息，这便使被试者从出发点到任务结束的路程记录变得可行。利用 3ds Max 软件搭建虚拟社区模型，并将模型导入 Unity 3D 软件后添加真实物理引擎，以营造真实感。

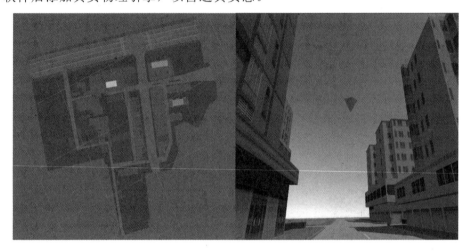

图 6-4　虚拟社区寻路场景

整个实验过程共分为两个阶段。第一阶段为训练阶段，由于被试者（老人）初次使用虚拟现实设备，并且不熟悉整个区域环境，通常会让他们在虚拟社区中有目的地自由移动。其中目标点是随机产生的，训练完成与否取决于被试者能否依据目标点寻找到目标寻路区域。第二阶段为实验阶段，先给被试者观看目标点产生位置的平面地图，接下来被试者将按照预先设定的顺序，依次寻找 5 个目标位置并抵达，若中途出现恶心、眩晕等症状，实验将立即终止。被试者实验现场图像如图 6-5 所示。

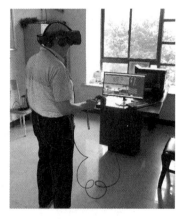

图 6-5　被试者实验现场

6.4　虚拟现实技术在认知与神经心理康复中的应用

1. 虚拟现实技术在儿童孤独症干预中的应用

孤独症是一种神经发育性疾病,其核心症状是社会交往和人际交流方面的持续缺陷,并伴随重复、刻板的行为模式。孤独症患者会出现情感、社交、语言、行为及认知功能上的障碍,并伴随着其他症状,包括注意缺陷多动障碍、焦虑障碍等。对于孤独症患者的干预治疗,虚拟现实技术作为一种新兴的方法,显示出自己独特的优势。虚拟现实技术允许孤独症患者在一个逼真的环境中进行低成本的反复暴露和学习,并进一步根据患者特点及其能力对虚拟现实场景进行调整。沉浸式的虚拟现实场景更能激发孤独症患者的想象力和参与意愿。近年来,虚拟现实技术作为孤独症干预治疗的有效手段,应用越来越广泛;经过近十年的相关临床和技术研究发现,虚拟现实技术在孤独症治疗中具有中等程度的效果,主要应用包括以下几个方面。

（1）虚拟现实技术在孤独症患者社交技能训练中的应用

研究证实虚拟现实技术可以提高孤独症患者的社会认知及社交技能。研究者开发"手拉手"平台（Hand-In-Hand，HIH）为患者提供交互性合作情境,在完成任务的过程中,培养患者对自身运动行为的控制能力及换位思考的能力;经过训练后,患者受到了同伴的积极影响,增强了协作性,与伙伴之间的自发对话明显增加。

职业功能作为社交技能的一部分,也是孤独症患者的主要缺陷。研究人员采用虚拟现实技术呈现熟悉的职业场景（如咖啡馆、公共汽车等）来训练孤独症患者掌握社会交往规则,同时将社会交往规则按照难易程度划分等级。结果发现,通过此项训练,孤独症患者不仅能够掌握虚拟职业情境中的交往规则,还能将所掌握的规则迁移到真实的职场环境中。另外,虚拟情境和现实情境相互结合的训练方法可以更有效地提升孤独症患者在职业沟通中掌握社会规则和技能的效果。

（2）虚拟现实技术在孤独症患者情绪识别训练中的应用

有研究者采用虚拟现实情境系统训练孤独症患者的情感和社交能力。该系统共包括 6 个情境训练模块:第 1 个是情绪放松和控制训练;第 2~5 个是社会情境训练,包括上学准备情境、上学情境、图书馆情境及社会互动情境;第 6 个是整合及泛化技能。研究结果发现,经过训练后,孤独症患者的情绪表达、情绪调节和社交能力都得到了很大改善,并能泛化到实际生活中。此外,虚拟现实系统在提高孤独症患者识别复杂面部表情正确率的同时,还能提高他们在不同情境下的互动能力及情绪表达能力。

（3）虚拟现实技术在孤独症患者恐惧和焦虑情绪训练中的应用

Maskey 等人将认知行为疗法与虚拟现实技术相结合,用于治疗孤独症患者的恐惧障碍。研究者首先对患者进行恐惧相关的评估和放松训练,然后根据患者的恐惧对象及程度进行个体化虚拟现实场景治疗。结果发现,多数患者能够妥善处理恐惧情绪，其中部分患者完全克服了恐惧，并且这一治疗效果持续了 12 个月以上。该研究表明，将虚拟现实和传统的认知行为疗法相结合可能是干预恐惧情绪的新技术方向。类似地，一些研究者试图证明将虚拟现实技术与认知行为疗法相结合对于缓解孤独症患者焦虑情绪非常有效；近期，另一项研究尝试使用虚拟现实生物反馈游戏来缓解孤独症患者或注意缺陷多动障碍患者的焦虑情绪。

（4）虚拟现实技术在孤独症患者注意训练中的应用

已有大量研究使用沉浸式虚拟现实技术、VR Floreo 联合注意系统或 Empowered Brain 系统，发现虚拟现实技术是改善孤独症患者注意力和联合注意力的有效工具。此外，将虚拟现实与其他人工智能技术结合可以更好地改善孤独症患者的注意力。利用人工智能技术生成互动对象可为社交活动提供触觉和身体上的互动提示，从而促进孤独症患者更好地产生联合注意。另外，还可以将虚拟现实技术与 P300 脑-机接口技术结合，利用 P300 脑电波反映孤独症患者的注意力状况并反馈给患者，使其可以在虚拟现实环境中学习并调整注意力，从而有效提高注意力。

（5）虚拟现实技术在孤独症患者语言交流训练中的应用

一项定性研究使用图片交换交流系统（PECS，一种使用语言符号进行交流训练的方法）和多媒体增强现实方法对孤独症患者的交流能力进行干预治疗。结果发现，经过训练后，患者的交流能力有显著提高。另外，CVE 平台允许两人或多人在共享虚拟环境中进行自然交流，并作为衡量和促进人们社会交流的工具。研究者设计 CVE 平台以及基于 CVE 的协作游戏（如七巧板游戏、城堡游戏等），用来训练孤独症患者的交流能力。根据交流轨迹及协作性能指标发现，随着时间的推移，在保证高参与度的同时，患者的协作和交流能力有所改善。

2. 虚拟现实技术在多动症干预中的应用

注意缺陷多动障碍（ADHD，即多动症）是儿童期最常见的精神行为障碍之一，严重影响儿童的日常生活。其主要症状是与年龄和发育水平严重不符的注意力不集中和持续注意时间过短、活动过度或冲动，常伴有学习困难、品行障碍和适应不良等症状。虚拟现实技术由于其具有沉浸感、交互性和想象性，在多动症的诊断和治疗方面都得到了广泛的应用。

针对反应抑制能力的虚拟现实康复训练对儿童注意缺陷和冲动行为的改善效果显著。虚拟现实最早与脑电生物反馈治疗或认知行为治疗结合形成儿童多动症虚拟现实康复训练系统。研究人员针对儿童多动症进行虚拟现实康复训练，要求儿童通过任务来控制脑电信号进而控制飞船的飞行速度，儿童的注意缺陷和冲动行为症状均有显著改善，进一步说明虚拟现实康复训练对儿童多动症的改善是有效的。

3. 虚拟现实技术在老年认知与记忆训练中的应用

失忆性疾病是一类常见的记忆缺陷疾病，这类疾病的特点是患者的记忆、意识等正常整合功能遭到破坏，他们常常不记得一些曾经发生过的事情或者忘记自己的身份，因而对患者的生活造成了极大的困扰。失忆性疾病的原因包括脑器质性原因和功能性原因，阿尔茨海默病是一种典型的记忆功能障碍疾病，它是一种发病隐匿的脑部退化性疾病，最初以记忆力衰退，特别是情景记忆力衰退为主要标志，发展到重度，患者会出现记忆力丧失。随着全球人口老龄化不断加剧，阿尔茨海默病的发病率正在逐年上升，探索建立有效的阿尔茨海默病干预技术已得到高度重视。一种新兴方法就是利用虚拟现实技术来对阿尔茨海默病患者进行病情评估或治疗，虚拟现实技术具有的沉浸感、交互性和想象性使其非常适合应用于失忆性相关疾病的康复，使用虚拟现实技术对失忆性疾病患者进行干预治疗的主要方式是让记忆受损的患者沉浸在计算机生成的虚拟现实环境中，通过给患者提供多种感官刺激，使其恢复记忆。

思考与练习

1．请简要说明虚拟现实刺激的神经心理效应。

2．请举例说明虚拟现实技术在认知心理康复中的应用场景与实现方法。

3．请举例说明虚拟现实技术在儿童孤独症干预治疗中的应用及其主要技术特点。

4．请举例说明虚拟现实技术在老年认知障碍干预治疗中的应用及其主要技术特点。

第7章　虚拟现实技术与康复评定

内容提要

康复评定是临床康复的重要组成，虚拟现实技术不仅能促进功能康复，利用虚拟现实康复的人机交互功能，虚拟现实技术也越来越多地被用于康复评定。本章将在介绍康复评定基本概念的基础上，重点介绍虚拟现实技术在关节运动功能康复评定、平衡功能康复评定，以及虚拟现实康复在线评定和康复训练过程的交互控制；最后介绍虚拟现实技术在神经心理康复评定中的应用进展。

7.1　康复评定的基本概念

康复评定（Rehabilitation Evaluation and Assessment）是研究病人有关身体、心理、社会及其所处环境的功能状态的专业学科，它是制订康复计划、评价康复疗效的基础。康复评定可分为临床评定和功能评定，前者侧重于评定病人身体健康状况、疾病转归、临床综合处理等，一般由康复医师承担；后者用于评定病人的功能，尤其是生活所需要的能力，主要由治疗师完成。康复评定一方面可以让病人对自身的身体状况和功能水平有客观的认识，另一方面也可以让医师制订更有效的康复计划。

1. 康复评定方法分类

（1）定性评定

定性评定是一种从整体上评定对象特征的描述性分析，通常表述为"有没有""是不是"，适用于个案分析和比较分析中的差异性描述。交谈、问卷和观察是定性评定中的常用方法，可以大致判断被评定对象是否存在功能障碍，以及功能障碍的基本类别等。

（2）定量评定

定量评定是对被评定对象特征的定量描述，其中的等级资料量化评定是将功能状态按相关标准划分为不同等级；计量资料评定是指通过测量获得资料并分析可量化结果，它可以更清晰地描述功能障碍的性质、范围和程度，有利于把握本质、揭示规律、预测发展趋势。

2. 康复评定质量控制

康复评定需要建立规范的评定量表和评定实施规范，并从信度、效度、敏感度等方面进行考察。

（1）信度

信度（Reliability）又称为可靠性，是指不同评定者使用同一量表的一致性水平，用于反映系统条件下重复测定结果的近似程度，又分为组内信度和组间信度。

（2）效度

效度（Validity）又称为有效性，它是评定量表所测结果与期望结果的接近程度。临床上评定量表效度的指标有很多，包括内容效度、标准效度、结构效度等。

（3）敏感度

敏感度（Sensitivity）又称为反应度或灵敏度，是指在内外环境变化时，若受试对象也变化，测量结果对此变化做出反应的敏感程度，通常可以从统计学分析和效应尺度两方面评价量表的敏感度。

三者之间的关系可以理解为，评定量表的信度和效度反映的是在不变状况下测量手段的准确性和精确性，而敏感度反映的是在变化状况下该测量手段的应变性，也即能否更好地反映状况变化对结果的影响。

3．康复功能评定

由于康复涉及医疗、职业、教育和社会等环节，康复评定的内容也包含身体、言语、心理、职业和社会等方面。常见的功能评定包括以下几方面。

① 认知功能评定：既包括感觉、知觉和注意力、记忆力、执行力，也包括情绪评定、残疾后心理状况评定、痴呆评定、非痴呆认知障碍评定、智力评定、性格评定等。

② 感觉功能评定：包括一般感觉和特殊感觉。例如，对温度感觉的了解可以判断患者对高温危险的识别能力，对本体感觉的了解可以判断病人跌倒的风险。特殊感觉包括视觉、听觉、味觉、嗅觉等。

③ 运动功能评定：包括姿势反射评定与原始反射评定、关节功能评定、感觉和知觉评定、肌力和肌张力评定，以及上肢功能评定、下肢功能评定、脊柱功能评定、步态分析、协调和平衡评定等。

康复功能评定通过对损伤、活动度受限和参与受限的评定，设计和制订个性化、整体性的康复计划。

① 损伤评定：包括评定人体形态、关节功能、肌肉功能、运动功能、运动控制，以及感觉、循环、呼吸和认知功能。

② 活动度受限评定：包括评定日常生活活动的自理能力、生产性活动（工作、家务、学生学习、发育期婴幼儿玩耍）、休闲活动等。

③ 参与受限评定：包括评定居住环境、社区环境、社会人文环境、生活质量等。

7.2　关节运动功能的虚拟现实评定

虚拟现实康复的主要应用场景是运动康复，康复训练中患者与虚拟场景的交互也是不断获取肢体关节运动参数的过程。因此，虚拟现实技术为肢体关节的运动功能评定提供了有效技术途径。

7.2.1 关节运动功能评定简介

1. 关节活动度评定

关节活动度（Range of Motion，ROM）又称为关节活动范围，是指关节活动时可达到的最大运动幅度。关节活动度评定是指运用测量手段测量在特定体位下关节的最大活动范围，从而对关节的功能进行判断。影响关节活动度的病理性因素包括以下几项。

① 关节及周围软组织疼痛：由于疼痛导致主动和被动活动减少，如骨折、关节炎等。

② 肌肉痉挛：中枢神经系统病变引起的痉挛，通常情况下主动活动减少，被动活动基本正常，被动活动大于主动活动。

③ 软组织痉挛：关节周围的肌肉、韧带、关节囊等软组织痉挛时，主动和被动活动都减少。

④ 肌肉无力：通常主动活动减少，被动活动正常，被动活动大于主动活动。

⑤ 关节内异常：关节内渗出或有游离体时，主动活动和被动活动都减少。

⑥ 关节僵硬：主动和被动活动都丧失，如关节骨性强直、关节融合术后等。

表 7-1 列出了正常关节活动度参数。

表 7-1　正常关节活动度参数

关节	动作	活动度/（°）	关节	动作	活动度/（°）	关节	动作	活动度/（°）
肩关节	前屈	0～170	腕关节	背伸	0～70	踝关节	背伸	0～20
	后伸	0～60		掌屈	0～80		跖屈	0～50
	外展	0～170		桡偏	0～20		内翻	0～35
	外旋	0～90		尺偏	0～30		外翻	0～20
	内旋	0～70	髋关节	前屈	0～90/0～120（屈膝）	颈部	前屈	0～45
	水平内收	0～135		后伸	0～30		后伸	0～45
	水平外展	0～30		外展	0～40		旋转	0～60
肘关节	屈曲	0～135/150		内收	0～35		侧屈	0～45
	过伸	0～5		外旋	0～45	胸腰部	前屈	0～80
前臂	旋前	0～80/90		内旋	0～35		后伸	0～30
			膝关节	屈曲	0～135		旋转	0～45
	旋后	0～80/90		伸展	0		侧屈	0～40

2．步态分析技术

步态分析是一种在临床上得到广泛应用的步态参数分析方法，它是运用生物力学和运动学手段对步行行为方式进行的定量分析研究。下肢关节运动的功能主要是行走功能和维持身体平衡功能，其中行走功能的主要表现是步态特征。

传统的步态分析是将步态周期划分为摆动相和支撑相两个阶段（见图 7-1），再进一步测量分析步长、步幅、步频等基本参数，步态基本参数的定义如表 7-2 所示。

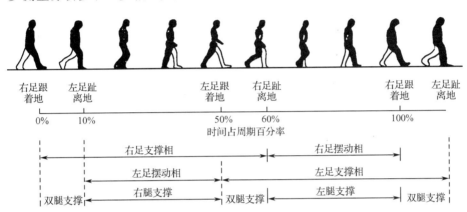

图 7-1　步态周期划分示意图

表 7-2　步态基本参数列表

步态参数	定义	正常值范围
步长 （Step Length）	行走时，从一侧足跟着地至对侧足跟着地所行进的距离	55～85cm（正常人平地行走）
步幅 （Stride Length）	行走时，从一侧足跟着地到该侧足跟再次着地所行进的距离，又称为跨步长	通常是步长的 2 倍
步频 （Cadence）	单位时间内行走的步数，常用 steps/min 表示	95～125steps/min
步长时间 （Step Time）	行走时，一侧足跟着地到对侧足跟着地的平均时长	0.5s

正常步态的下肢关节角度变化如表 7-3 和表 7-4 所示。

表 7-3　支撑相下肢关节的角度变化

部　位	首次着地	承重反应	支撑中期	支撑末期
骨盆旋转	向前 5°	向前 5°	中立位	向后 5°
髋关节	屈曲 30°	屈曲 30°	屈曲 30°～0°	过伸 0°～10°
膝关节	完全伸直	屈曲 15°	屈曲 15°～0°	完全伸直
踝关节	中立位	跖屈 0°～15°	背屈 3°	背屈 15°

表 7-4　摆动相下肢关节的角度变化

部　　位	摆 动 前 期	摆 动 初 期	摆 动 中 期	摆 动 末 期
骨盆旋转	向后 5°	向后 5°	中立位	向前 5°
髋关节	过伸 0°～10°	屈曲 20°	屈曲 20°～30°	屈曲 30°
膝关节	屈曲 35°	屈曲 60°	屈曲 60°～30°	屈曲 30°～0°
踝关节	跖屈 20°	跖屈 10°～20°	跖屈 0°～10°	中立位

7.2.2　上肢关节活动度评定

目前通常采用的关节活动度测量方法主要有量角器法、图像法、光学类测量系统，以及新近发展起来的基于体感检测技术的关节活动度检测方法。以 Kinect 为代表的体感检测技术为虚拟现实关节活动度测量提供了可能。

1. 虚拟现实上肢关节活动度检测原理

以 Kinect 体感检测系统为例，将 Kinect 采集的受训肢体的运动信息与训练项目的虚拟场景中相对应的虚拟对象绑定，使该虚拟对象能随着患者受训肢体的运动而运动。由于患者上肢关节已经映射到 Kinect 设定的骨骼模型上，根据实时记录的骨骼模型标志点的空间位置坐标，即可计算得到上肢完成虚拟现实任务时主要关节的角度变化及活动度。肢体主要关节活动度参数计算方法如表 7-5 所示。

表 7-5　肢体主要关节活动度参数计算方法

关　　节	活动度参数	计 算 公 式
肩关节	前屈	$\theta_{sf} = \arccos \dfrac{V_{SSM} \cdot V_{RSE}}{V_{SSM} V_{RSE}}, \quad V_{SSMx}=0, \quad V_{RSEx}=0$
	后伸	$\theta_{se} = -\arccos \dfrac{V_{SSM} \cdot V_{RSE}}{V_{SSM} V_{RSE}}, \quad V_{SSMx}=0, \quad V_{RSEx}=0$
	外展	$\theta_{sa} = \arccos \dfrac{V_{SSM} \cdot V_{RSE}}{V_{SSM} V_{RSE}}, \quad V_{SSMz}=0, \quad V_{RSEz}=0$
	水平内收	$\theta_{shai} = \arccos \dfrac{V_{LRS} \cdot V_{RSE}}{V_{LRS} V_{RSE}}, \quad V_{LRSy}=0, \quad V_{RSEz}=0$
	水平外展	$\theta_{shae} = \arccos \dfrac{V_{LRS} \cdot V_{RSE}}{V_{LRS} V_{RSE}}, \quad V_{LRSy}=0, \quad V_{RSEy}=0$
肘关节	屈曲	$\theta_{ef} = \arccos \dfrac{-V_{RSE} \cdot V_{REW}}{V_{RSE} V_{REW}}, \quad V_{REWy}=0, \quad V_{RSEy}=0$
	过伸	$\theta_{ee} = \arccos \dfrac{V_{RSE} \cdot V_{REW}}{V_{RSE} V_{REW}}, \quad V_{REWy}=0, \quad V_{RSEy}=0$
腕关节	背伸	$\theta_{wdf} = \arccos \dfrac{V_{REW} \cdot V_{RWH}}{V_{RSE} V_{RWH}}, \quad V_{REWx}=0, \quad V_{RWHx}=0$
	掌屈	$\theta_{wpf} = -\arccos \dfrac{V_{REW} \cdot V_{RWH}}{V_{RSE} V_{RWH}}, \quad V_{REWx}=0, \quad V_{RWHx}=0$
	桡偏	$\theta_{wud} = \arccos \dfrac{V_{REW} \cdot V_{RWH}}{V_{RSE} V_{RWH}}, \quad V_{REWy}=0, \quad V_{RWHy}=0$
	尺偏	$\theta_{wrd} = -\arccos \dfrac{V_{REW} \cdot V_{RWH}}{V_{RSE} V_{RWH}}, \quad V_{REWy}=0, \quad V_{RWHy}=0$

关　节	活动度参数	计 算 公 式
髋关节	前屈	$\theta_{hf} = \arccos \dfrac{V_{RHK} \cdot V_{SMB}}{V_{RHK} V_{SMB}}$, $\quad V_{RHKx} = 0$, $\quad V_{SMBx} = 0$
	后伸	$\theta_{he} = -\arccos \dfrac{V_{RHK} \cdot V_{SMB}}{V_{RHK} V_{SMB}}$, $\quad V_{RHKx} = 0$, $\quad V_{SMBx} = 0$
	外展	$\theta_{hae} = \arccos \dfrac{V_{RHK} \cdot V_{SMB}}{V_{RHK} V_{SMB}}$, $\quad V_{RHKz} = 0$, $\quad V_{SMBz} = 0$
	内收	$\theta_{hai} = -\arccos \dfrac{V_{RHK} \cdot V_{SMB}}{V_{RHK} V_{SMB}}$, $\quad V_{RHKz} = 0$, $\quad V_{SMBz} = 0$
膝关节	屈曲	$\theta_{kf} = \arccos \dfrac{V_{RHK} \cdot V_{RKA}}{V_{RHK} V_{RKA}}$, $\quad V_{RHKx} = 0$, $\quad V_{RKAx} = 0$
	伸展	$\theta_{ke} = -\arccos \dfrac{V_{RHK} \cdot V_{RKA}}{V_{RHK} V_{RKA}}$, $\quad V_{RHKx} = 0$, $\quad V_{RKAx} = 0$
踝关节	背伸	$\theta_{adf} = \arccos \dfrac{V_{RKA} \cdot V_{RAF}}{V_{RHK} V_{RAF}}$, $\quad V_{RKAx} = 0$, $\quad V_{RAFx} = 0$
	跖屈	$\theta_{apf} = \arccos \dfrac{V_{RKA} \cdot V_{RAF}}{V_{RHK} V_{RAF}}$, $\quad V_{RKAx} = 0$, $\quad V_{RAFx} = 0$

注：表中涉及的骨骼向量有肩部——V_{LRS}；右侧上臂——V_{RSE}；右侧前臂——V_{REW}；右手——V_{RWH}；右侧大腿——V_{RHK}；右侧小腿——V_{RKA}；右脚——V_{RAF}；胸部——V_{SSM}；腰部——V_{SMB}。

2. 虚拟现实上肢运动任务设计

临床上作业治疗科常采用训练伸够、抓取物品这些日常操作来提高患者的日常生活活动能力，虚拟现实上肢的运动任务同样以这类临床训练方案为基础，例如在虚拟超市内，患者需要控制虚拟角色选购商品。患者对虚拟角色的控制方式为利用Kinect 实现的体感控制，整个过程包含 3 个步骤：伸够和抓取—移动—放置。在购物架前，目标货物的位置会根据任务内容进行详细设定，患者需要伸够并在触碰到目标货物后，沿着设定的运动轨迹曲线移动并将其放置到购物车内。初始的货物位置和目标位置之间存在多种组合，包括相同水平面、不同水平面和同一竖直面等，从而使康复任务的训练范围包含肩关节的屈曲伸展和外展内收、肘关节的屈曲伸展以及多种自由度的复合训练。

通过虚拟目标和轨迹曲线帮助并引导患者规范训练动作，根据训练过程中的轨迹以及伸够和放置结果对患者的活动度进行综合测评。在虚拟现实康复训练中，结合碰撞机制，通过测评在限定时间内患者是否伸够到目标货物，是否放置到正确位置，以及训练关节的运动角度都可用于评定关节活动度。表 7-6 所示为活动度评定动作及其映射关系。

表 7-6　活动度评定动作及其映射关系

针对关节的活动度	空间位置映射关系	动 作 要 求
肩关节前屈	$X_D = (L_f + L_u) \times \cos\theta_D + X_s$ $Y_D = Y_s$ $Z_D = (L_f + L_u) \times \sin\theta_D + Z_s$; $\quad \theta_D = 90° \sim 150°$	肘关节保持伸展位，肩关节前屈 90°～150°，用手触碰目标并保持位置
肩关节外展	$X_D = X_s$ $Y_D = (L_f + L_u) \times \sin\theta_D + Y_s$ $Z_D = (L_f + L_u) \times \cos\theta_D + Z_s$; $\quad \theta_D = 90°$	肘关节保持伸展位，肩关节外展 90°，用手触碰目标并保持位置

续表

针对关节的活动度	空间位置映射关系	动 作 要 求
肩关节内收	$X_D = X_s$ $Y_D = Y_s - (L_f + L_u) \times \sin\theta_D$ $Z_D = Z_s - (L_f + L_u) \times \cos\theta_D; \quad \theta_D = 30°$	肘关节保持伸展位，肩关节内收 30°，用手触碰腹部目标
肘关节屈曲	$X_D = X_s$ $Y_D = Y_s - L_f \times \sin\theta_D$ $Z_D = Z_s - L_f \times \cos\theta_D - L_u; \quad \theta_D = 90°$	肩关节保持伸展位内旋，肘关节屈曲 90°，用手触碰腹部目标
肘关节伸展	$X_D = X_s$ $Y_D = Y_s$ $Z_D = Z_s - (L_f + L_u)$	肘关节由屈曲位伸展到 0°，用手触碰目标
上肢综合	$X_D = X_s$ $Y_D = Y_s - L_s$ $Z_D = Z_s$	手触碰对侧肩峰目标
	$X_D = X_s$ $Y_D = Y_s - L_s/2$ $Z_D = Z_s - L_{sp}$	手触碰腰部脊柱目标
	$X_{D1} = X_s + L_f + L_u \times \sin\theta_D$ $Y_{D1} = Y_s$ $Z_{D1} = Z_s - L_u \times \cos\theta_D; \quad \theta_D = 30°$ $X_{D2} = X_s - L_u \times \sin\theta_D$ $Y_{D2} = Y_s$ $Z_{D2} = Z_s - L_u \times \cos\theta_D; \quad \theta_D = 30°$	肘关节屈曲 90°时，肩部前屈 30°，保持肘部前臂平行于水平面用手触碰目标，之后肩关节后伸 30°，用肘部触碰目标
膝关节屈曲	$X_D = X_h - L_c \times \sin\theta_D$ $Y_D = Y_h$ $Z_D = Z_h - L_t - L_c \times \cos\theta_D; \quad \theta_D = 90°$	髋关节保持伸展位，膝关节屈曲 90°，用脚触碰目标
髋关节屈曲	$X_D = X_h + L_t \times \sin\theta_D$ $Y_D = Y_h$ $Z_D = Z_h - L_c \times \cos\theta_D; \quad \theta_D = 90°$	小腿保持自然下垂，髋关节屈曲 90°，用膝关节触碰目标
髋关节外展	$X_D = X_h + L_t \times \cos\theta_D$ $Y_D = Y_h + L_t \times \sin\theta_D$ $Z_D = Z_h$	小腿保持自然下垂，髋关节屈曲 90°后继续外展 30°，用膝盖触碰目标

注：X_D 表示目标位置 X 轴坐标，Y_D 表示其 Y 轴坐标，Z_D 表示其 Z 轴坐标；X_s 表示肩膀位置 X 轴坐标，Y_s 表示其 Y 轴坐标，Z_s 表示其 Z 轴坐标；θ_D 为目标角度；L_f 表示前臂长度；L_u 表示上臂长度；L_s 表示肩宽长度；L_{sp} 表示脊柱长度；X_h 表示髋关节位置 X 轴坐标，Y_h 表示其 Y 轴坐标，Z_h 表示其 Z 轴坐标；L_t 表示大腿长度；L_c 表示小腿长度。

如图 7-2 所示，对于肩关节的屈曲和外展任务，目标货物将出现在患者正面或侧面的货架上，患者需保持肘关节伸展并屈曲或外展肩关节，使患肢的手部沿着预设的运动轨迹进行移动以伸够货架上的物品，患者需要尽力沿轨迹并尽量获取高处的货物以展现自身的最大运动范围（θ_D），货架离患者患侧肩部的最大距离不超过角色化身的上肢长度，患者在屈曲或外展肩关节过程中，为获取更高处的目标货物需要进行更大范围的运动，系统在这一过程中取最大屈曲角和外展角 θ_D 为关节活动度的评定提供相应依据。

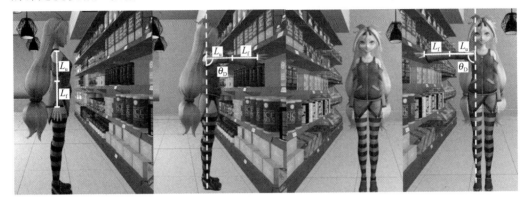

图 7-2　虚拟场景中的肩关节屈曲和外展

如图 7-3 所示，对于肘关节屈曲任务，目标货物将出现在患者患肢手中，患者需要保持肩关节无运动，驱动肘关节屈曲使手中物品尽可能靠近嘴部"食用"。在这一过程中，患者为达到"食用"目标，会尽可能屈曲肘关节以达到肘关节的最大活动度角 θ_D。在肩关节做内收动作时，患者需要屈曲肘关节或内收肩关节使患肢的手部沿着预设的运动轨迹将手中的物品放入购物车中，患者需要尽力将货物放置到购物车更深的位置以展现自身关节的最大运动范围。

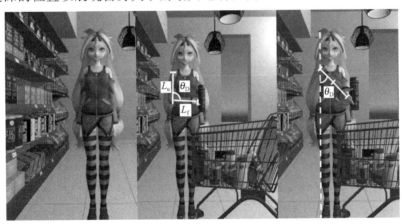

图 7-3　虚拟场景中的肩关节内收和肘关节屈曲

如图 7-4 所示，对于膝关节的屈曲任务，患者需要保持髋关节伸展，控制膝关节屈曲并用脚跟位置触碰目标物体。为了保证患者达到自身运动能力极限，当患者脚跟位置即将碰触到目标物体时，其位置会随之发生改变并与后跟始终保持一定距离，患者需跟随目标物体尽全力屈曲膝关节。

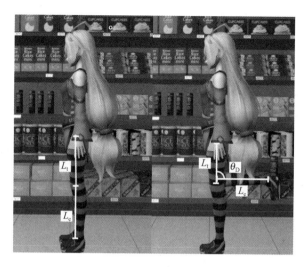

图 7-4 虚拟场景中膝关节的屈曲

如图 7-5 所示，患者需要保持小腿自然下垂，屈曲髋关节并用患肢的膝部触碰目标物体，目标物体的设置目的是引导患者的运动方向。当患者触碰到目标物体后，目标物体的位置会随膝关节的靠近而远离，因此患者需尽自己的最大努力屈曲髋关节以碰触目标物体并达到最大屈曲范围。在此之后，保持髋关节屈曲 90°，继续将患肢进行外展运动来触碰新的目标物体并达到最大外展角度。下肢活动度训练中的目标物体均会在患者即将达到预设位置时根据预设运动轨迹进行移动，以激发患者的极限运动能力从而做出准确的活动度评定。

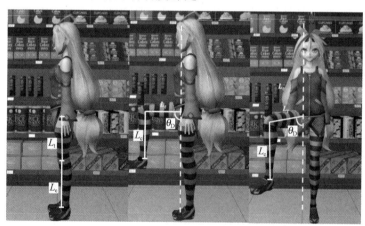

图 7-5 虚拟场景中髋关节屈曲与外展

7.2.3 行走功能评定

1. 虚拟现实行走功能评定指标

对行走功能进行评定一方面可以掌握患者的运动功能状态，另一方面有助于判断行走功能康复训练过程是否有效。传统的行走功能可以通过步态分析进行评定，由于虚拟现实技术能提供多样化的人机交互运动生理参数检测方法，虚拟场景下的行走功能康复训练任务也可以更加灵活，因此基于虚拟现实技术的行走功能评定已经不仅仅局限于步态参数分析。表 7-7 所示为一些有临床价值的虚拟现实行走功能评定常用指标。

表 7-7　虚拟现实行走功能评定常用指标

数据指标名称	解 释 说 明
实际行走总路程	反映患者完成某次测试行走的总路程
行走总时长	反映患者完成某次测试的用时
平均行走速度	反映患者在某次测试中行走的快慢程度
平均转弯角速度	反映患者完成带有弯道的测试路线时转弯的快慢
平均转弯行走速度	反映患者完成带有弯道的测试路线时过弯道的快慢
行走速度的标准差	反映患者在测试过程中的速度波动大小，标准差越小代表患者行走越平稳

2．虚拟现实行走功能评定实施

利用虚拟现实技术，在患者完成虚拟场景行走任务过程中同步检测记录其运动学参数，进一步分析运动参数特征进行行走功能评定。测试流程的主要环节如图 7-6 所示。

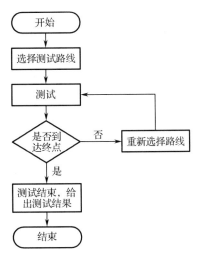

图 7-6　行走功能测试流程图

上述测试过程中行走任务的执行与虚拟现实康复训练一致，主要的不同之处是行走功能的特征参数计算。

7.2.4　手部运动功能评定

脑卒中患者的后期康复大多是在家中或社区完成的。功能状态的有效评估是制定和调整康复训练方案的重要依据。积木与盒子测试（Box and Block Test，BBT）因具有操作简单、耗时短、有效性高等优点，被广泛应用于上肢运动功能评定。北京航空航天大学研究团队设计了一个虚拟积木与盒子测试（Virtual Box and Block Test，VBBT）系统，可以用更具体的运动学参数来详细评估上肢运动功能。

在 VBBT 系统中，使用开源软件库 Chai3D 和 OpenGL 进行可视化和触觉交互。触觉反馈装置［见图 7-7（a）］用于提供执行虚拟积木与盒子测试程序时的 3 自由度力反馈和握力反馈。触觉设备允许的操作空间是一个直径为 160mm，高为 110mm 的圆柱，末端执行器的旋转范围为 240°×140°×180°，且最大平移力反馈为 12N，最大抓握力反馈为 8N。虚拟现实头盔用来提供一个三维虚拟环境，允许空间可视化和操作。

虚拟积木与盒子测试采用一个被中间隔板分为两个隔间的盒子，积木是在测试手一侧的隔间里一个接一个出来的［见图 7-7（b）］。每块积木都被赋予了物理属性，包括触觉接触和重力。触觉装置的手柄上附着虚拟抓握工具，当被试者在真实环境中移动手柄时，虚拟抓握工具在虚拟环境中同步执行相同的动作。当虚拟抓握工具与积木发生接触时，通过力渲染算法计算触觉交互作用，为被试者提供一种触觉交互的感觉［见图 7-7（c）］。

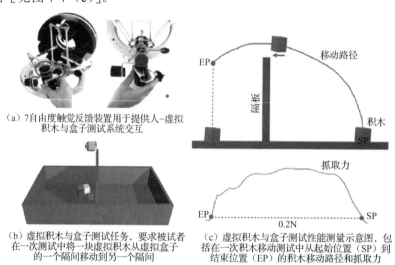

（a）7 自由度触觉反馈装置用于提供人–虚拟积木与盒子测试系统交互

（b）虚拟积木与盒子测试任务，要求被试者在一次测试中将一块虚拟积木从虚拟盒子的一个隔间移动到另一个隔间

（c）虚拟积木与盒子测试性能测量示意图，包括在一次积木移动测试中从起始位置（SP）到结束位置（EP）的积木移动路径和抓取力

图 7-7　触觉反馈装置、虚拟积木与盒子测试任务环境及虚拟积木与盒子测试性能测量

在 VBBT 系统中，触觉反馈装置可以收集一些运动参数来详细评定特定的上肢运动功能。最初，触觉反馈装置收集虚拟积木的位置和速度，以及虚拟抓握工具的抓取力。VBBT 系统使用的运动学和动力学检测参数如表 7-8 所示。

表 7-8　手部运动功能虚拟现实任务评定及其检测参数

检 测 参 数	评 定 功 能	评 定 方 法
积木移动过程中运动加速度的过零次数	上肢运动的稳定性和协调性	过零次数越多，稳定性和协调性越弱

续表

检 测 参 数	评 定 功 能	评 定 方 法
释放力变化率的过零次数	手的灵巧度	过零次数越多，灵巧性越好
积木移动过程中路径长度与直线长度的比值	上肢移动的效率	比值越大，效率越高
隔板到积木下落位置的距离	上肢移动的效率	距离越短，效率越高

另一种用于手部运动功能受损诊断和评定的触觉虚拟康复训练系统如图 7-8 所示，它是为作业治疗室用于诊断手部残疾和评定训练后的恢复情况而设计的，能完成手部运动功能的 Jebsen 测试和盒块测试。系统包括 3 个部分：感觉系统、模拟系统和触觉/行为数据存储库。系统的硬件组成包括电子手套、电子抓握器和电子控制器。其中，电子手套配有传感器，可以读取手掌位置和每个手指的空间坐标，从而在虚拟环境中构建一个逼真的手部化身；电子抓握器通过执行器向手指提供力反馈；而电子控制器是一个机器人电枢，它控制手在空间中的位置并模拟惯性。整个练习过程中记录的数据包括手在屏幕上的位置、3 个指骨的角度，以及采样数据的时间点。该系统较为全面地评估了手部的运动功能，包括抓握、移动、放置、协调能力，对练习的表现分析表明了系统的可靠性和有效性，以及作为分析患者数据的诊断系统的有效性。

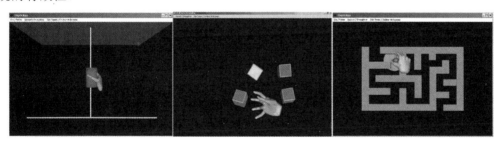

图 7-8 触觉虚拟康复训练系统

7.3 平衡功能的虚拟现实评定

平衡功能评定主要用于确定被评定对象是否存在平衡功能障碍及其受损程度，评定结果是制订平衡功能康复计划的重要依据。虚拟现实技术不仅为平衡功能康复治疗提供了新的手段，同时也广泛用于平衡协调机能的评定。

7.3.1 平衡功能评定简介

人体平衡功能评定检测的概念早在 19 世纪就由 Romberg 提出了，她首次提出采用目测的方法来观察被评定对象的平衡状况，这一方法被命名为 Romberg 法。经过一百多年来的不断研究和发展，国内外学者们又提出了许多新的方法。平衡功能评定的目的主要有以下几个方面：①确定患者是否存在平衡功能障碍；②如果患者存在平衡功能障碍，则确定引起平衡功能障碍的原因；③确定是否需要进行药物或康复治疗；④重复评定已评定治疗手段是否有效；⑤预测患者可能发生跌倒的危险性等。

目前已经提出的平衡检测方法有：观察法、量表测试法、仪器测量法等（见图 7-9）。

① 观察法：定性观察坐、站、行走等过程中的平衡状态。

② 量表测试法：采用主观评定，包括 Berg 平衡量表、"站立—走"计时测试、Tinnetti 平衡与步态量表。

③ 仪器测量法：是近年来发展较快的定量测定平衡功能的方法，主要测量人体重心位置、移动的面积和形态。

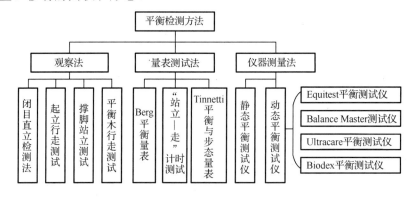

图 7-9　平衡检测方法

目前已经形成了许多适应不同情况的检测方法，按照动态、静态平衡能力的分类，可以划分为静态平衡测试和动态平衡测试，每种测试又单独分为干扰型和无干扰型，如表 7-9 所示。

表 7-9　常用的动态平衡测试和静态平衡测试方法

动/静态	有/无干扰	测试方法
静态平衡测试	无干扰型	Romberg 法（闭目直立）
		单脚站立法（OLST）
		闭目单脚站立法
	干扰型	姿势性应力实验
动态平衡测试	无干扰型	闭目原地踏步法
		前庭步测试法
		"起立—走"计时测试法（GUGT）
	干扰型	平衡木行走时间测试法

身体重心及其变化特征是反映人体平衡功能的重要指标，而压力中心（COP）因其能很好地反映身体重心变化而被广泛用于平衡功能的评定。人体平衡功能的评定指标多达二十几种,围绕压力中心变化的特征参数可以大致分为 4 类(见表 7-10)。

表 7-10　平衡功能评定指标

反 映 方 面	指　　标	补 充 说 明
平衡障碍程度	动摇轨迹总长	测量时间内压力中心摇摆轨迹的总长度，体现总体动摇情况
	X 轴轨迹长	表征压力中心在 X 轴方向上的动摇情况
	Y 轴轨迹长	表征压力中心在 Y 轴方向上的动摇情况
	包络面积	压力中心动摇轨迹包络线所围成的面积，可表征平衡功能的障碍程度，在临床检查中具有实用价值
	X 轴方向的最大动摇径	X 轴重心投影点最大值和最小值的差值
	Y 轴方向的最大动摇径	Y 轴重心投影点最大值和最小值的差值
	动摇角度	人体轴线与垂直线夹角，消除了身高的影响
压力中心动摇偏移	X 轴重心偏移	相对平均位置的左右偏移情况
	Y 轴重心偏移	相对平均位置的前后偏移情况
	总动摇偏移	相对平均位置的总体偏移情况
	动摇优势方向及程度	反映四肢躯干的紧张程度
压力中心动摇频率	动摇平均速度	压力中心动摇总轨迹长与测试时间的比值
	最大频率	具有较大偶然性
	最大能耗	具有较大偶然性
压力中心动摇能量损耗	能量损耗	重心每次升降高度与人体质量乘积的总和
	轨迹位置均方差	压力中心相对于其平均位置的均方差
	单位面积轨迹长	压力中心摇摆轨迹总长度与包络面积的比值，可反映本体感觉姿势控制机能，脊髓对姿势的固有反射性调节的情况，对于人体静态平衡功能具有较重要的评定作用

现有的平衡功能检测评定系统可以分为两大类。一类为测力台系统，通过测量人体足部对地的力和力矩来取得重心的位置信息,这类系统目前加工技术较为成熟，测量精度高，可靠性好；另一类为压力平板系统，通过阵列排布的压力传感器采集数据，经过处理后可以呈现足底的压力分布图。

7.3.2　身体重心检测与平衡功能评定

身体重心变化是平衡功能评定的关键指标，身体重心检测是平衡功能评定的基础，实际应用中常以压力中心（COP）表征身体重心，并以此进行计算作为反映平衡功能的参数指标。

1. 基于足底压力分布的身体重心检测及平衡功能评定

足底压力是通过与足底接触的传感器阵列记录身体站立时的不同位置的压力信号，根据传感器阵列的压力分布特性，可以用以下公式近似计算人体压力中心位置坐标 (X_p, Y_p)：

$$X_{\mathrm{p}} = \frac{\sum F_i \cdot X_i}{\sum F_i}, \quad Y_{\mathrm{p}} = \frac{\sum F_i \cdot Y_i}{\sum F_i} \tag{7.1}$$

其中，X 和 Y 代表传感器阵列的两个相互垂直的方向，而位于 (X_i, Y_i) 处的压力值为 F_i。已有研究证实，压力中心位置和身体重心位置有很好的一致性，因此常以此评定身体重心。

利用在不同时刻所得到的压力中心的坐标数值，就可以得到用于评定平衡功能的主要参数。

（1）压力中心的动摇轨迹总长

$$L = \sum \sqrt{(X_{n+1} - X_n)^2 + (Y_{n+1} - Y_n)^2} \tag{7.2}$$

（2）最小包络椭圆长轴（代表被试者在前后方向上的平衡功能）

$$L_{\mathrm{ng}_x} = \sum_{i=1}^{n-1} |x_i - x_{i+1}| \tag{7.3}$$

（3）最小包络椭圆短轴（代表被试者在左右方向上的平衡功能）

$$L_{\mathrm{ng}_y} = \sum_{i=1}^{n-1} |y_i - y_{i+1}| \tag{7.4}$$

（4）平均压力中心坐标

$$\bar{x} = \frac{\sum_{i=1}^{n} x_i}{n}, \quad \bar{y} = \frac{\sum_{i=1}^{n} y_i}{n} \tag{7.5}$$

（5）最小包络面积

包络面积是指重心摇摆轨迹的覆盖面积，是评定人体平衡功能的一项重要指标，可以反映摇摆的程度。在系统中，重心摇摆轨迹是由若干平面点组成的，用最小的简单凸多边形去覆盖该点集并且顶点属于该平面点集，该凸多边形的面积即为最小包络面积。

2．虚拟现实平衡功能评定应用设计

平衡功能评定是以身体重心（或等效为压力中心）为基础的，通过设置平衡测试的虚拟现实任务，分析患者在完成任务过程中的重心变化特征，实现对患者平衡功能的评定。完成虚拟现实平衡测试任务有多种不同的实现途径。

一种由虚拟现实游戏引导的身体重心调节及平衡功能评定方法如图 7-10 所示。其中，三维虚拟游戏引导被试者调整重心以控制小球达到目标区域，测力台检测足底压力分布以确定不同时刻的压力中心（等效于身体重心）位置。对于任一绿色小球，如果光标在游戏结束前进入某小球所属区域，则该小球会重新变成绿色；如果光标一直未进入该小球所属的区域，则经过一段时间会变成黄色，然后变成橙色，最后变成红色，再经过一段时间游戏结束。

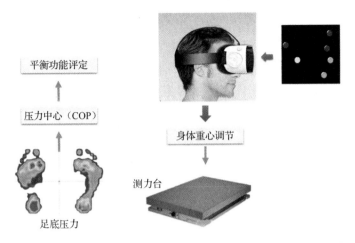

图 7-10　测力台重心检测——基于虚拟现实游戏的平衡功能评定

7.4　虚拟现实康复在线评定与训练过程交互控制

虚拟现实技术用于康复评定，其主要目的是在患者完成虚拟现实康复训练的同时，记录患者的康复训练行为及其相关生理参数，对患者功能状态进行评定，从而掌握患者康复状态和康复进程，或进一步优化和调整康复治疗方案。另一方面，由于虚拟现实康复训练是由虚拟场景引导的康复过程，系统不仅能实时检测患者生理参数及对其康复训练行为进行在线评定，康复训练任务及其训练参数也可以由系统进行自动调整，从而实现虚拟现实康复训练的功能状态在线评定和训练过程的交互控制。

7.4.1　康复训练在线评定与交互控制简介

康复训练疗效取决于适应患者功能状态和康复需求的康复训练任务设计和康复训练参数选择，通过康复评定可以掌握患者的功能状态和康复需求，而虚拟现实康复任务和参数既可以由康复医师或操作人员进行设置，也可以通过虚拟现实平台的软件系统进行自动选择、优化调整。因此，虚拟现实康复平台与患者之间通过在线评定和交互控制形成了一个如图 7-11 所示的闭环系统。闭环系统的主要环节及其工作原理如下。

① 虚拟现实康复系统：主要功能是生成并呈现支撑虚拟康复任务的虚拟场景和虚拟对象，以及康复任务的训练参数，如运动方位、快慢、接触状态等。

② 康复评定接口：通过有线或无线数据传输方式，传输患者进行虚拟现实康复训练前、后的生理参数，如关节活动度、平衡控制能力、认知水平等，以及虚拟现实训练进程中患者的康复训练行为参数和生理参数，如心率、血压、肌张力、神经活动水平等。

③ 康复任务/参数自适应调节：以康复评定结果为依据进行辅助决策，基于康复知识库的康复任务及其参数的自适应调节，以满足适应患者功能状态及生理响应

特性的个性化康复需要。

④ 康复任务/参数人工调节：结合康复评定结果，由康复医师或操作人员根据康复临床指南，手动调整或设置康复任务及其参数。与康复任务/参数自适应调节相比，这种工作模式难以满足以评定结果为基础的康复任务及参数在线调节需求。

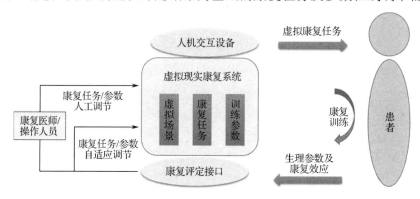

图 7-11　虚拟现实康复平台与患者之间的闭环系统

7.4.2　上肢虚拟现实康复训练在线评定及自适应调节系统

为了更好地帮助患者进行康复训练，上肢虚拟现实康复训练系统能够根据监测数据自动进行调整。如图 7-12 所示，将视觉捕捉传感器置于患者正前方，以采集患者关节位置信息来实现体感控制，将惯性传感器固定在患者上肢关节和躯干上，监测和判断患者的康复训练过程及其效果，自适应地调整场景参数。

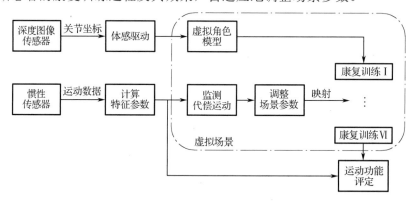

图 7-12　上肢虚拟现实康复训练在线评定及自适应调节系统组成

1. 上肢康复运动过程的在线监测

深度图像也称为距离影像，是指将从图像采集器到场景中各点的距离作为像素值的图像，它直接反映了景物可见表面的几何形状。深度图像传感器可采集深度图像，并通过骨骼跟踪算法逐一处理深度图像信息来识别关节点的具体位置。该算法可以通过深度图像中的像素点来评估和判断人体位置，再通过分类器来判断像素点在对应身体部位的可能性，进而选拔出最大概率区域，紧接着通过分类器来判断关节的相对位置并作为身体的特定部位。

惯性测量单元（IMU）是主要利用惯性定律来监测加速度与旋转运动的传感器。通过惯性测量单元可以采集上肢运动的加速度及角速度信号，通过动力学解算可实时求解出模块当前姿态的欧拉角表示和四元数表示，再进一步利用欧拉角可以直观地观测载体角度的变化和角速度等运动学参数。

2．上肢康复训练评定

基于虚拟现实的康复训练评定基本过程是，将实时记录的关节位置序列与标准的引导曲线之间的相似度、关节的实时运动角度及角速度、虚拟场景中任务完成的数量作为特征向量，输入支持向量机分类器中，对该分类器进行训练，分类器将输出一段时间内训练的完成度评价。系统所提供的对患者训练过程的评估细分为两部分：一是在训练完成后系统将离线的手部运动数据整理成三维曲线，然后与标准训练动作的空间位置序列配对，计算其相似度，以反映训练过程的完成状况；二是在虚拟场景中通过对训练动作在角度、碰撞监测方面的判断进行计分评价。

（1）运动过程分析评估

系统录入了在专业医师指导下的标准训练动作的上肢末端空间位置序列，用于与训练过程中的患者实际动作序列进行匹配，再计算相似度，从而评估训练过程的情况。采集的标准动作数据是运动功能健全的人员在医师指导下完成 6 项训练过程中所记录的上肢末端的空间坐标序列。系统采用弗雷歇（Fréchet）距离度量法计算两条空间位置序列曲线分别在 X、Y、Z 轴分量上的相似度，并将三轴的相似度数据 δ_{F-x}、δ_{F-y} 和 δ_{F-z} 作为衡量计算患者康复训练运动过程得分的重要参数。

弗雷歇距离度量法是基于轨迹点的相似性度量方法，属于其中的局部匹配度量法。对该方法的定义目前有一个最为直观的描述，即主人和宠物狗通过狗绳连接，在两条不同的轨迹上运动，弗雷歇距离即为在两者能各自走完轨迹的前提下狗绳的最短长度。假设人行走的轨迹为 P 且长度为 N，狗的行走轨迹为 Q 且长度为 M，$\alpha(t)$ 为人运动位置描述函数，$\beta(t)$ 为狗运动位置描述函数，弗雷歇距离的数学表达式为

$$\delta_F = \min_{\substack{\alpha[0,1]\to[0,N] \\ \beta[0,1]\to[0,M]}} \{ \max_{t\in[0,1]} d(P(\alpha(t)),\quad Q(\beta(t))) \} \tag{7.6}$$

其中，$P(\alpha(t))$ 和 $Q(\beta(t))$ 分别代表 t 时刻人和狗在各自轨迹上的空间位置。δ_F 值代表曲线的相似度，其数值越小说明两者越相似。系统后台对实际训练的三轴轨迹曲线与标准序列进行对比计算，获得 δ_{F-x}、δ_{F-y} 和 δ_{F-z} 参数。将运动过程总分 50（总分 100 与运动过程评分权重 0.5 的乘积）乘以 1 减去三轴相似度的平均值，从而获得运动训练过程部分的评估得分

$$\text{Score\_Process} = 50[1 - (\delta_{F-x} + \delta_{F-y} + \delta_{F-z})/3] \tag{7.7}$$

（2）运动结果计分评估

虚拟现实训练系统将对每次动作的完成结果通过碰撞监测和角度监测的方式进行有效判断和计分，并对每项训练任务的 5 次训练得分进行整理计算从而获得运动训练结果部分的评估得分。

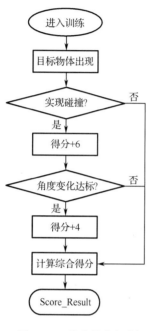

图 7-13 综合计分机制

系统根据训练难度限制单次训练动作的完成时间，若在规定时间内患者完成了一次反复的训练动作，系统记录此次动作的结果得分并重置计时器；当在规定时间内系统监测到患者未能完成训练动作，即当计时器清零时系统也未能监测到虚拟环境中的物理碰撞，同样根据评分机制记录训练得分。在训练过程中，系统对每次训练动作进行实时监测并记录得分结果，其中若患者在时间限制内完成触碰目标物体任务，系统监测到虚拟上肢与目标虚拟对象的碰撞，则为此次训练动作记 6 分基础得分；在碰撞监测实现的基础上，系统监测到训练动作的目标关节角度达到目标运动范围时，系统在基础得分之上额外记 4 分。系统综合两方面监测，将多次动作计分结果累加获得运动训练结果的评估得分 Score_Result，满分为 50 分，其计分机制如图 7-13 所示。

系统利用离线训练数据分析评估患者运动过程的规范性，利用动作监测计分机制科学地评估患者实现运动目标的情况，整合两类信息计算获得最终得分

$$Score\_Complex = Score\_Process + Score\_Result \qquad (7.8)$$

系统会及时将训练结果反馈给患者用户，患者可在单项训练动作结束后，通过系统中的评估结果显示界面了解到此项动作的完成情况。

3. 训练难度的自适应调整

在患者的训练过程中，当系统监测到的信息反映出患者当前还不能完成现阶段任务时，系统将自动降低难度；当患者能较轻松地完成当前难度的训练时，系统将自动提高难度，以保证训练任务对患者的有效性。系统难度的自适应调整机制如图 7-14 所示。

当患者在完成训练任务时，系统监测每套动作的前 3 次动作的完成情况。因为在训练初始阶段，患者的体力和精力方面属于最佳状态，如果患者在最好状态下的 3 次动作都不能顺利完成，系统将判定该阶段的任务难度对患者来说偏高，系统会自适应地下调训练难度；同时，系统会监测单套动作的训练评分，当评分超过 80 分时，系统将判定患者已经能够自主地、较好地完成该阶段的训练任务，系统将会自适应地上调训练难度；当训练效果介于上述两者之间时，系统将保持目前的难度，选择让患者在此阶段的难度下继续巩固训练动作。通过此种机制，系统保证处于该

恢复阶段的患者完成训练效果最佳的训练难度任务。

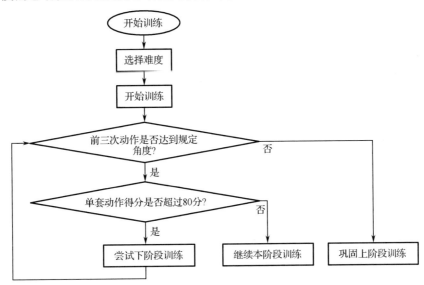

图 7-14　难度自适应调整机制

7.5　虚拟现实技术在神经心理康复评定中的应用

　　神经心理评定是基于神经学的认知损害进行科学分析和治疗的重要前提和基础。传统的评定方法在相关理论模型的基础上，采用一系列测试（通常为纸笔形式）对不同的认知功能进行测量，如利用脚本事件任务评估阿尔茨海默病患者的认知障碍。而对于较复杂认知功能的评定常来源于对简单认知功能测量结果的综合预测。

　　随着虚拟现实技术的快速发展，已有研究将其应用到神经心理领域。虚拟现实技术为模拟现实场景提供了可能，能在再现和扩展传统方法的同时改善评定的有效性和可靠性，满足评定者多样化的需求。基于虚拟现实技术的神经心理评定方法生态效度高，所提供的视觉、听觉、触觉等多通道反馈能支持被试者的日常交互，它所带来的沉浸感可以使被试者忘记正在接受测试任务而产生更多的自发行为。而评定系统一旦被设定好，相关参数就可以无限次实施相同测试，不受评定者、测试环境的影响。同时，系统不仅可以对刺激的内容和表象、任务复杂度及被试者的行为响应进行灵活控制，而且能在获取被试者响应参数（准确度、速度）的同时，记录其潜伏期、解决策略和视野偏好等信息，被试者的离散行为响应得到了更好的量化。此外，虚拟现实技术能够模拟现实生活中对患者不可接近、有危险、有压力的环境，在这些模拟环境中患者有安全感，知道不会因为行为不当而受到伤害、讥笑或惩罚，因此他们可能会突破"不能"的限制，出现如横穿马路等背离行为，这在传统评定中是观测不到的。虚拟现实评定已逐渐应用于评定注意、记忆、执行功能等不同认知领域，其结果对辅助临床诊断、康复策略的制定具有重要参考意义。

7.5.1 融合脑机接口的虚拟现实空间认知康复训练与评定

空间认知是一种高级功能，中枢神经系统活动直接反映空间认知功能状态。同时，在空间认知功能的康复训练过程中，训练任务将诱发并调控中枢神经活动。基于脑电信号的脑机接口（BCI）已经被广泛应用于个体认知功能的改善和评定中，将虚拟现实空间认知康复训练与脑机接口的脑电信号记录分析相结合，一方面能实时监测被试者对康复训练任务的脑神经响应，另一方面也可利用脑电信号特征对空间认知功能状态及康复疗效进行评价，并以此调整康复训练任务和训练模式。

一种基于 BCI-VR 的空间认知康复训练及评价系统的功能组成如图 7-15 所示。系统的硬件部分由 OpenBCI 脑电信号采集设备、HTC Vive Focus 头戴显示器、控制手柄及计算机组成，软件系统包括 Unity 3D 游戏引擎、脑电信号检测分析软件。

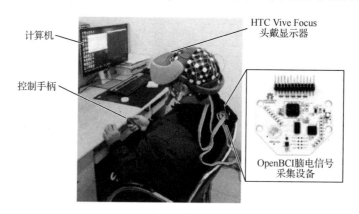

图 7-15　基于 BCI-VR 的空间认知康复训练及评价系统的功能组成

系统工作原理示意图如图 7-16 所示。脑电信号采集设备通过蓝牙接口将脑电信号发送至计算机；头戴显示器采用 TCP/IP 协议将被试者执行任务期间的行为数据发送至计算机；计算机端采用多线程技术同步接收脑电信号与行为数据，并进行空间认知离线评估。

7.5.2 虚拟现实技术在神经心理评定中的应用

1. 虚拟现实评定应用于注意过程领域

注意过程是个体实现高级认知功能的必要条件，能使个体在执行不同任务时划分其认知功能，并保持对所选择任务的加工和处理。对于注意障碍的传统评定包括：纸笔测试、对不同信号刺激的反应时间测试、行为评定技术等。基于纸笔的传统评定测试主要有线段等分、取消任务、临摹和画图等。但这些方法无法再现个体的生活场景，因此其预测性的结果不能真实反映现实状况。虚拟现实评定方法以虚拟生活场景为背景，不仅增强了被试者体验的真实性，而且所产生的实验控制灵活、准确，其评定结果更接近于现实，在跟踪被试者视线的位置、估计他们的注意强度和注意转移方面具有显著优势。

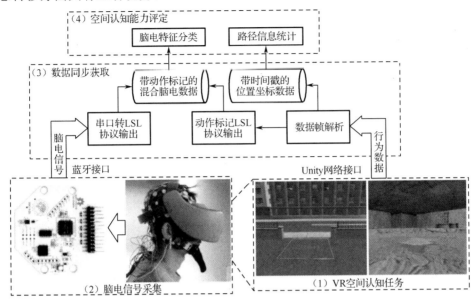

图 7-16　基于 BCI-VR 的空间认知康复训练及评价系统工作原理示意图

连续行为任务测试（Continuous Performance Test，CPT）是研究注意缺陷多动障碍（ADHD）儿童的注意力缺陷问题的神经心理测试之一。常用的 CPT 包括：康纳斯连续操作测试、整合视听觉注意力测试（IVA-2）及注意力变化测试。CPT 应用经典心理学"Go /No-go"范式减小假阳性和假阴性结果的影响，而虚拟现实技术能模拟儿童日常生活环境，且能独立评估干扰因素对儿童多动症的影响，摒除更多混杂因素，因此，VR-CPT 是一种新颖且有效的评定方法，即在连续行为任务测试基础上增加各种干扰因素（听觉干扰、视觉干扰、混合视觉听觉干扰）。美国南加州大学创意科技研究所 Rizzo 等人以虚拟教室为场景，对多动症儿童的注意力情况进行评定，要求携带头盔显示器的儿童坐在一张虚拟课桌前，执行与年龄相关的特定任务，室内噪声、学生的运动、窗外场景的活动等为干扰成分。同时根据任务的需要，评定者可以随时改变儿童位置、儿童人数、教师性别等参数，系统通过记录被试者执行任务时的反应时间及出错数来测量他们的注意力情况。

2. 虚拟现实评定应用于记忆过程领域

记忆常被描述为多个学习（过程、感知、语义、时序）和记忆系统的形式，患者常表现出定向力障碍和重复行为。传统评定方法，如 Rivermead 行为记忆测验（RBMT），其结果与现实生活的记忆相关度较低；此外，由于在测试过程中被试者的动机难以保持，因而会影响最终结果，降低了评定的有效性。虚拟现实技术可以以更接近现实生活的方式提供基于趣味动机的测试环境，进而创建特定功能环境以便发掘更具体的记忆类型。而与日常记忆相关的传统 Rivermead 行为记忆测试仅有 2～3 个项目与前瞻记忆相关，不足以区分基于时间、活动和事件的不同前瞻记忆类型。另外，虚拟现实评定方法通过模拟自然场景，不仅可以引发和测量被试者的不同记忆类型，而且在测试结果的可理解性、可预测性方面更具优势。

在情景记忆的成分研究方面必须设置具体背景，以便评定关于"何事""何时""何地"和细节的记忆。而一般通过传统测试得到的评定结果在认识图像、物体、人物等方面与真实情况相差较大，而虚拟现实任务的场景更接近生活，在任务执行中被试者可以接受碰触物体和人的测试。Plancher 等人利用虚拟现实评定发现了情景记忆的年龄差异：通过测试 113 名年轻人和 45 名老年人在执行虚拟城市驾驶任务过程中的表现，考察他们的情景记忆成分。

3．虚拟现实评定应用于执行功能领域

执行功能是为了达到特定目标并排除干扰所涉及的许多认知加工过程。传统测试缺乏接连发生的事件，不能如实地反映被试者的选择和决策过程；此外，由于受到时空限制，一定程度上影响了被试者执行的自然性。同时，此类测试在多数情况下主要通过语言来描述场景，在真实性、可靠性上受到严重制约。而虚拟现实评定在控制任务复杂度、被试者的执行时间、情感约束和兴趣等方面有着显著的优势。Josman 等人以中老年人为研究对象，在一个中型虚拟超市场景中对比了 23 名脑卒中患者、27 名轻度认知损害患者和 30 名精神分裂症患者的执行功能。超市设有 4 个收银台，涉及收银员、鱼贩、肉贩和顾客等虚拟人物。被试者先通过练习环节熟悉场景，之后接受没有时限的购物测试，即根据购物清单购买 7 件商品。被试者要在购物的同时执行 12 种行为，如果他们出现重复选择商品、未结账就离开超市等情况，则被视为执行失败。系统记录被试者的执行时间、经过的路径、停留次数、购买的商品数等信息。

4．虚拟隐形评估技术

虚拟现实还可以通过整合行为和生理测量来跟踪被试者的反应。实际上，虚拟现实允许使用运动跟踪设备系统（如眼睛跟踪设备或头部移动设备）来评估被试者在体验期间的行为。这些设备可以追踪头部运动和眼睛运动，从而分析用户潜在的、非语言的信息。另外，在虚拟现实环境中可以通过可穿戴设备监测生理指标，如心率变异性、皮肤电导和皮肤温度，从而提供连续和实时的数据。虚拟现实可被视为一种集成测量工具，它提供了更多可控的情境，能够开发出更加全面的心理体验模式。

近年来，虚拟现实与隐形评估技术相结合，提供了一种实时测量行为的虚拟隐形评估（Virtual Stealth Assessment，VSA）技术。虚拟隐形评估技术的开发一般遵循以证据为中心的设计原则，通常包含 3 种模型：心理属性识别模型、行为结构模型、可以引发上述行为的任务模型。该技术可以利用各种检测设备实现在"隐形"情况下的测量，从而保持较高水平的实验控制和生态效度。例如，Shute 等人在虚拟学习游戏"牛顿游乐场"中引入虚拟隐形评估技术，可以在被试者玩耍时隐形地

评估其各种心理和行为特征，并可以与传统评估（前测和后测）进行关联分析。"牛顿游乐场"由 74 个难度不断增加的问题组成，该游戏的玩法是将绿球引导到红球旁并炸毁它，要想成功移动球，被试者必须根据牛顿的重力规则搭建倾斜的坡道、摆、杠杆和跳板等装置。该游戏隐身化地评估了 3 个能力——创造力、尽责心和对物理概念的理解能力，从而实现了较好的生态效度。

依恋行为系统是理解人类关系过程的一个综合范式，传统上是通过有效可靠的访谈、投射或自我报告等方法进行评估，但在评估真实依恋行为方面的生态效度有限。因此，将虚拟隐形评估技术应用到依恋行为系统的评估上可以很好地改善上述情况。其应用重点集中于评估与依恋相关的行为方面，如物理距离、寻求支持、在压力和非压力情况下的正面和负面行为。在具体研究中，一般首先利用虚拟隐形评估技术创建一个沉浸式社交视频游戏，该游戏将模拟孤独、分离、威胁等压力性社交条件和无压力社交条件的体验。其次，在虚拟环境中设置一些社交互动决策和问题解决任务。对依恋的评估将隐形地呈现在虚拟环境中，对被试者不可见。最后，将结果行为与传统依恋问卷进行关联分析。

思考与练习

1. 传感器在虚拟现实康复评定系统中的主要功能是什么？
2. 如何用体感控制器（如 Leap Motion）评定关节活动度？
3. 如何用 Kinect 评定步态功能？
4. 请说明行走能力评定的主要参数指标和技术方法。
5. 请说明平衡能力评定的主要参数指标和技术方法。
6. 请举例说明虚拟现实技术在神经心理康复评定中的应用。

参 考 文 献

[1] 吕云，王海泉，孙伟. 虚拟现实——理论、技术、开发与应用[M]. 北京：清华大学出版社，2019.

[2] 燕铁斌，金冬梅. 神经康复技术[M]. 北京：电子工业出版社，2019.

[3] 章稼，王晓臣. 运动治疗技术[M]. 第 2 版. 北京：人民卫生出版社，2021.

[4] 王玉龙，周菊芝. 康复评定技术[M]. 第 3 版. 北京：人民卫生出版社，2020.

[5] 娄岩. 虚拟现实与增强现实技术概论[M]. 北京：清华大学出版社，2016.

[6] [美]乔纳森·林诺维斯，Unity 虚拟现实开发实战[M]. 北京：机械工业出版社，2020.

[7] 舒彬. 临床康复工程学[M]. 第 2 版. 北京：人民卫生出版社，2018.

[8] 侯文生. 生物医学传感与检测原理[M]. 北京：电子工业出版社，2020.

[9] 刘笑宇，唐敏，董英，等. 虚拟康复的新进展：基于力触觉反馈的上肢运动功能评估[J]. 中国科学基金，36(02)：214-224，2022.

[10] 丁伟利，郑亚卓，苏玉萍，等. 基于 Kinect 交互的上肢虚拟康复系统设计与研究[J]. 生物医学工程学杂志，2015，32(03)：563-568.

[11] 王涌天，程德文，许晨. 虚拟现实光学显示技术[J]. 中国科学：信息科学，2016，46(12)：1694-1710.

[12] 黄慧，贾艳滨，沈拾亦. 虚拟现实技术在认知康复中的研究进展[J]. 中国康复医学杂志，2020，35(2)：244-247.

[13] 唐敏. 基于力反馈的上肢精准定位研究[D]. 北京航空航天大学硕士学位论文，2021.

[14] 张孟晗. 上肢康复机器人的设计与控制策略的实现[D]. 北京航空航天大学硕士学位论文，2020.

[15] 肖博文. 基于目标引导的上肢康复训练虚拟现实系统的设计[D]. 重庆大学硕士学位论文，2020.

[16] 李钦彪. 基于多感官通道理论的脑卒中手部康复产品设计与评估研究[D]. 山东大学硕士学位论文，2020.

[17] 谢乐. VR 环境下基于视频特征描述的人体平衡能力分类研究[D]. 西安理工大学硕士学位论文，2020.

[18] 霍洪强. 腕部康复训练外骨骼机器人的设计与康复策略实现[D]. 北京航空航天大学硕士学位论文，2019.

[19] 张志鹏. 基于 VR 的平衡能力测试与训练系统设计与研究[D]. 北京工业大学硕士学位论文，2019.

[20] 蔡晶晶. 基于虚拟现实技术的儿童多动症执行功能障碍康复训练[D]. 浙江理工大学硕士学位论文，2019.

[21] 袁京捧. 融合脑机接口与虚拟现实的空间认知训练与评估系统研究[D]. 燕山大学硕士学位论文，2019.

[22] 殷珊. 基于虚拟现实的行走康复训练系统设计与实现[D]. 华中科技大学硕士学位论文，2018.

[23] 昝文涛. 基于视频分析的 VR 环境下人体平衡能力检测系统研究[D]. 西安理工大学硕士学位论文，2018.

[24] 凌徽华. 平衡功能检测评估与康复训练系统[D]. 上海交通大学硕士学位论文，2014.

[25] 王丹丹. 基于虚拟现实的平衡康复训练系统的设计与实现[D]. 华中科技大学硕士学位论文，2018.

[26] 付存亮. 基于虚拟现实的自闭症儿童训练系统设计与应用[D]. 合肥工业大学硕士学位论文，2018.

[27] 林木松. 坐卧式下肢康复机器人机械设计及虚拟训练系统开发[D]. 燕山大学硕士学位论文，2017.

[28] 陈瑜. 虚拟现实互动体感游戏训练对脑卒中偏瘫患者平衡功能的康复疗效观察[D]. 苏州大学硕士学位论文，2017.

[29] 高晓阳，基于多模态交互和反馈的虚拟康复系统研究[D]. 燕山大学硕士学位论文，2016.

[30] 王瑞利. 基于虚拟场景的踝关节主动康复策略研究[D]. 河北工业大学硕士学位论文，2007.

[31] 刘钢，彭群生，鲍虎军.基于图像建模技术研究综述与展望[J]. 计算机辅助设计与图形学学报，2005(01)：18-27.

[32] 王文锋，杨韬. 基于 Unity 3D 与自然手势交互的车辆虚拟拆装实验系统[J]. 高技术通讯，2021，31(06)：646-652.

[33] 陈颖. 用于康复训练的虚拟上肢及运动控制设计. 重庆大学硕士学位论文，2018.

[34] 赖俊杰. 上肢运动康复模式影响中枢神经活动的实验研究[D]. 重庆大学硕士学位论文，2018.

[35] 王帆. 自闭症儿童康复教育的虚拟现实系统[D]. 中北大学硕士学位论文，2018.

[36] 窦艳辉. 面向孤独症儿童的教育游戏设计研究[D]. 南京师范大学硕士学位论文，2011.

[37] 杨年峰. 人体运动协调规律及其参数化描述[D]. 清华大学硕士学位论文，2001.